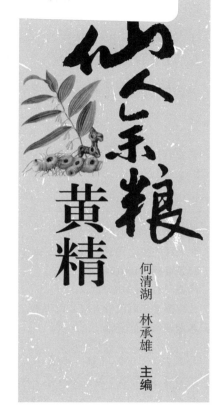

仙人余粮
黄精

何清湖

林承雄 主编

全国百佳图书出版单位
中国中医药出版社
·北 京·

图书在版编目（CIP）数据

仙人余粮：黄精 / 何清湖，林承雄主编 . —北京：中国中医药出版社，
2023.10（2024.7重印）

ISBN 978 – 7 – 5132 – 8342 – 7

Ⅰ . ①仙⋯ Ⅱ . ①何⋯ ②林⋯ Ⅲ . ①黄精—养生（中医）
Ⅳ . ① R282.71 ② R212

中国国家版本馆 CIP 数据核字（2023）第 153570 号

中国中医药出版社出版

北京经济技术开发区科创十三街 31 号院二区 8 号楼
邮政编码　100176
传真　010-64405721
北京盛通印刷股份有限公司印刷
各地新华书店经销

开本 710×1000　1/16　印张 10.5　彩插 0.5　字数 157 千字
2023 年 10 月第 1 版　2024 年 7 月第 2 次印刷
书号　ISBN 978 – 7 – 5132 – 8342 – 7

定价　56.00 元
网址　www.cptcm.com

服 务 热 线　010-64405510
购 书 热 线　010-89535836
维 权 打 假　010-64405753

微信服务号　zgzyycbs
微商城网址　https://kdt.im/LIdUGr
官 方 微 博　http://e.weibo.com/cptcm
天猫旗舰店网址　https://zgzyycbs.tmall.com

如有印装质量问题请与本社出版部联系（010-64405510）

《仙人余粮：黄精》
编委会

前　言

湖南是我国的中医药大省，2020年湖南省中药材种植面积高达450万亩，省级中药材种植基地示范县有20个。目前，全省中药材种植企业（合作社）数量达2900个，从事中药材种植的农户超50万人，是全国中药现代化科技产业基地建设省份之一，也因此获批"国家中医药综合改革示范区"。一直以来，"湘九味"是湖南省中药品牌的典型代表，包括黄精、百合、玉竹、山银花、枳壳（实）、博落回、茯苓、杜仲和湘莲。黄精作为"湘九味""怀六味"和"安五味"的代表，对于带动湖南省中药产业的发展具有重要作用。2018年，《全国道地中药材生产基地建设规划》确定黄精为湖南省道地中药材品种。

黄精的别名较多，在历代本草著作中有龙衔（《广雅》）、太阳草（《博物志》）、垂珠（《抱朴子》）、戊己芝（《五符经》）、仙人余粮（《本草图经》）、气精（《宝庆本草折衷》）、黄芝（《灵芝瑞草经》）、笔管菜（《救荒本草》）等诸多记载。《名医别录》始以"黄精"为正名，记载："黄精，一名重楼，一名菟竹，一名鸡格，一名救穷，一名鹿竹。生山谷，二月采根，阴干。"

黄精味甘，性平，既可补脾肺肾之气，又可滋脾肺肾之阴，是治病和养生的上品。我们希望通过编写本书，能够梳理、总结黄精的研究进展，为基础研究、临床研究、新药开发研究，以及保健品、功能食品开发等提供学术基础；为讲好黄精故事，传播黄精相关文化与科普知识提供良好的范本。

本书定位于黄精产业领域，作为第一本专门系统论述黄精的书籍，内容包括黄精文化底蕴、资源分布、品质鉴别、炮制方法、性味归经、功效主治、方剂运用、现代研究、名医经验、养生运用、产业开发等多方面内容。本书的重要任务也包括培训从事健康服务业及中药产业的相关人员。因此，本书图文并茂，重视内容的通俗性和实用性，在编写过程中也比较注重突出湖南省黄精的特色。

　　本书在编写过程中得到了中国－巴基斯坦中医药中心、互联网（中西协同）健康服务湖南省工程研究中心、湖南医药学院中西协同 5G 健康管理研究所，以及安化县中医药健康产业发展协调领导小组、安化县中医药健康产业发展服务中心、安化县中医药健康产业协会、湖南省博世康中医药有限公司、湖南健康堂黄精搭档实业有限公司、湖南贡佰岁健康食品有限公司等的大力支持，为此表示感谢。

　　由于时间比较仓促，加之编者水平有限，本书尚存在不足之处，恳请广大读者提出宝贵意见，以便再版时修订提高。

湖南医药学院校长
湖南中医药大学教授、博士生导师
2023 年 5 月

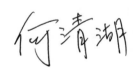

目 录
CONTENTS

仙人余粮
黄精

第一章　黄精的历史文化

一、湖湘黄精简介

（一）湖南道地药材——黄精

道地药材是指传统公认且来源于特定产地的优质药材，具有品种优良、疗效突出的特点。2018 年，《全国道地中药材生产基地建设规划》确定黄精为湖南省道地中药材品种。

1. 黄精生态习性

黄精分布广泛，在湖南大部分地区均有分布。黄精生态适应性较差，对环境要求较高，喜阴湿、通风好的环境，一般海拔 300～2600m 为它的垂直分布区域，常生长于沟谷、灌丛、悬崖、岩石、疏林及林缘。中性土壤或偏酸性土壤较为适宜种植黄精。

2. 湖湘水土概况

湖南地处云贵高原，因大部分土地都在洞庭湖以南而得名，处于长江中游，北靠长江，境内有湘江、资江、沅水和澧水四条大河，构成主要的水系。湘江是水量最大、经济价值最高的河流，也因此，湖南的简称就是"湘"。

湖南自古就有"四塞之国"之称，东临江西省，西接重庆市、贵州省、南毗广东省、广西壮族自治区，北连湖北省，形成了东、南、西三面环山，中部丘岗起伏，北部湖盆平原展开的马蹄形地貌轮廓。湖南包含半高山、低山、丘陵、岗地、盆地和平原多种地貌类型，地形复杂多样，其中山地面积约占总面积的 51.22%，境内最高峰为炎陵县神农峰，海拔 2115m。地带性植被类型为常绿阔叶林。

因湖南地处长江以南的东部季风区，同时又离海洋较远，形成了温暖、热量充足、雨水集中、春温多变、夏秋多旱、严寒期短、暑热期长、雨热同期的气候特点，年平均气温 16～18℃，年降水量 1300～1700mm。

3. 黄精在湖南的分布

湖南温润的亚热带季风气候与复杂多变的地形地貌，为黄精的生长提供了良好的生产条件。研究显示，湖南境内分布的黄精资源有多花黄精、滇黄精、湖北黄精、轮叶黄精、二苞黄精、长梗黄精、互卷黄精、距药黄精、卷叶黄精、垂叶黄精等。其中，多花黄精分布最广、蕴藏量大、品质上乘。

新晃位于湖南最西部，古称晃州，被誉为"湘黔通衢""滇黔门户"，有"特色农产品黄精之乡"的美誉。新晃青山叠嶂，雾霭缠绵，草木葱茏，绿水缱绻，四季分明，温暖湿润，在山水流光之间，百余种优质药材繁茂生长，个中翘楚当属黄精（彩插图 1-1）。《药物出产辨》记载："黄精以湖南产者为正。"《晃州厅志》将黄精列为物产"药之属"首位。新晃黄精药性好，产量高。千百年间，侗乡百姓穿行在山缘林下，采摘着天宝物华，书写了源远流长的黄精文化。明清时期，新晃黄精就经"南方水上丝绸之路"畅销全国各地。20 世纪 90 年代，新晃开始有组织、有规模地组织人工种植黄精。目前，新晃已形成黄精"一城二园三基地"的发展格局，市场影响力不断扩大，年交易量 1.5 万余吨，交易额 3 亿余元，成为云南、贵州、四川、湖南、重庆黄精交易的集散中心。

湖南新化被授予"中国黄精之乡"称号。"新化黄精"是湖南首个黄精地标产品，已注册商标 8 个。目前，企业研发有黄精超微粉、黄精糕、黄精代饮茶、黄精糯米酒、黄精保健酒、九蒸九晒黄精、黄精面条、黄精速溶饮料等畅销产品，在不断带动产业链条的同时，也提升了深加工水平，实现了黄精产业从种植、粗加工、精深加工到生产养生保健产品的跨越。黄精产业的高速发展也带动了当地经济的发展。

安化是"湖南省中药材种植示范基地县""中国多花黄精之乡"，素有"湘中药库"之称（彩插图1-2）。安化黄精中的多糖、浸出物含量高，并且富含硒、锌等微量元素，品质远超标准，被誉为"冰碛岩上的仙草"。湖南医药学院、湖南中医药大学、湖南省中医药研究院等院校和研究机构开发出的即食黄精、黄精茶、黄精酒、黄精压片糖果、黄精护肤品等食养产品，获评中国（湖南）中医药与健康产业博览会"百姓喜爱中医药健康产品"和第22届中部农博会金奖。《安化黄精九制传统技艺》录入益阳市非物质文化遗产名录，是全省首个市级黄精非遗技艺。截至2022年底，安化有黄精生产企业（合作社）320家，较大规模种植基地130家，加工企业28家，黄精种植面积8.2万亩，年产黄精1.1万吨，综合产值8.5亿元。

4. 湖南地域黄精的开发使用

黄精是补益圣品，为百姓的身体健康带来了诸多益处，既是药材，又为医者所好用。随着传统理念的突破与现代科学技术的发展，百姓对黄精的认识更加丰富、全面，各产业对黄精诸多价值的开发也在传承创新，在食用、药用、营养保健、化妆品、护肤品、园林花卉、饲料添加剂等方面，实现黄精的综合利用。

（1）食用 黄精性平，味甘，可食用（彩插图1-3、彩插图1-4），是益气补虚的佳品，能改善体虚、心悸、乏力、口苦咽干、气短等，长期食用可以延缓衰老，被誉为延年益寿的珍贵中药。

《食疗本草》曰："饵黄精，能老不饥……根、叶、花、实，皆可食之。"黄精口感好，味甘甜，无异味，质地湿润但不粗糙，因而具有独特的风味，可制成药膳、药丸、膏药，适合身体虚弱、大病初愈的患者食用。在湖南当地，黄精炖鸡、党参黄精炖猪脚、黄精益寿排骨汤、猪肚鸡煲黄精、黄精炖猪肉、黄精肉饭、黄精冰糖汤、黄精粳米粥等早已成为餐桌上的养生佳肴。湖南中医药企业也相继推出了黄精茶（彩插图1-5、彩插图 1-6）、黄精蜜饯、黄精果、黄精饼干、黄精糕点等休闲食品或佐餐食品，以及黄精酒（彩插图 1-7）、黄精枸杞原浆、黄精酥、黄精糖等。

（2）药用　主要药用部位为根茎，具有补气养阴、健脾润肺和补肾等功效，主治脾胃气虚、体倦乏力、胃阴不足、口干少食、肺虚燥咳、腰膝酸软等。黄精的临床应用非常广泛，对呼吸系统、心血管系统、消化系统、血液系统、内分泌系统的疾病均有较好的疗效，对于冠心病、高血压、阿尔茨海默症、高脂血症、肺结核、生殖器感染、慢性肝炎、遗精、习惯性流产、不孕、痛风性关节炎、慢性荨麻疹、淋巴结结核、失眠、继发性白细胞减少症、糖尿病等有一定的辅助治疗作用。

（3）营养保健　黄精的保健功能主要为抗疲劳、增强免疫力、调节血糖、延缓衰老、改善睡眠等。传统主要是制成中药丸剂、炖汁、泡酒等，现代研制了各种复方制剂，如黄精注射液、消糖灵胶囊、滋肾蓉精丸、参黄冲剂等，保健食品剂型以胶囊、药酒、口服液为主。

（4）化妆护肤品　含多种天然美容活性成分，安全无毒，对皮肤刺激性小，可开发成化妆品、护肤品，如黄精美白面膜、保湿焕肤面膜、乌发宝、洗发液、护发素、沐浴露、香皂等，应用前景十分广泛。

（5）园林花卉　花呈风铃样，花瓣白绿色，花期长达 20 天；浆果球形或椭圆形，由绿渐转深蓝色，晶莹剔透十分美艳，鉴赏性较强。黄精植株既可用于绿地、花台、花坛种植观赏，也可用于生产鲜花或做花篮、插花的上等材料。

（二）湖湘本草著作关于黄精的记载

《湖南药物志》归纳总结了黄精主治阴虚劳嗽、肺燥咳嗽、脾虚乏力、食少口干、消渴、腰膝酸软、阳痿遗精、耳鸣目暗。若内服，常用以煎汤 10 ~ 15g，鲜品 30 ~ 60g；或入丸、散，熬膏。若外用，适量，常用以煎汤洗，熬膏涂，或浸酒搽。

《神农本草经会通》，作者滕弘，号可斋，明代医家，湖南邵阳人，本书云："黄精味甘，气平，无毒。"

《药性粗评全注》，作者黄彝邕，字虔僧，清代医家，湖南长沙人，从《本草纲目》《本草纲目拾遗》等书撷取常用药物六百六十三种，编成骈语，便于记忆，并加以小字评注，本书云："头回黑发见黄精。黄精一名野生姜，甘平无毒。"

《罗氏会约医镜》，作者罗国纲，字振召，号整斋，清代医家，湖南湘乡人，本书云黄精："和缓之品，值急迫之顷而欲恃为补益，不能也。"

《研药指南》，作者何舒，字述桐，号竞心，湖南严塘人，本书云："黄精补益令如初，夫气血阴阳皆纲维于中焦，惟其脾输心化，方足供一身运动……黄精之补中益气，除风湿，乃一气之不谐，非两气之互合也。"

（三）湖南少数民族医药中黄精的应用

民族医药往往具有强烈的地域和民族特色。对于湘西的土家族医药、苗族医药、白族医药等，收载了一些关于黄精的资料。

1. 土家族医药中黄精的应用

在土家族医药中，黄精又称龙杯七、肉罗汉、罗汉七、老虎七、老虎姜、兵盘七、小人参等，常于秋季采摘，除去地上部分及须根，洗净，置于蒸笼内蒸至油润，取出晒干或烘干。土家族医药以黄精为主的方剂如下。

（1）治肺燥咳嗽　黄精 15g，北沙参 12g，苦杏仁 9g，肺筋草 15g，独脚鸡 15g，生甘草 6g。水煎服。

（2）治胃热口渴　黄精 18g，熟地黄 15g，山药 15g，天花粉 12g，麦冬 12g。水煎服。

（3）治脚癣　黄精 60g，青木香 9g，酒 250mL。泡 10 天，取汁擦患处。

（4）治气血不足、心慌气短　黄精 6g，红糖少许。开水泡服。

（5）治肺痨　黄精 30g，矮地茶 20g，百部 10g，白及 10g，百合 10g。水煎服。

2. 苗族医药中黄精的应用

在苗族医药中，黄精常于春、秋季节采摘，洗净，蒸后晒干备用。苗族医药也有不少以黄精为主入药的方剂。

（1）治体虚眩晕　黄精 20g，山药 15g，人参 15g，天麻 20g。煮猪肉服食。

（2）治病后视力减退　黄精 30g，猪肝 100g，猪血适量。蒸后服食，连服 1 周。

（3）治肺虚咳嗽　黄精 15g，十大功劳 10g，天冬 20g，玉竹 15g。水煎服。

（4）治久咳不愈　黄精 15g，玉竹 10g，南沙参 10g，天花粉 10g。水煎服。

（5）治脾胃虚弱　黄精 15g，山药 10g，薏苡仁 10g，茯苓 10g。水煎服。

（6）治风寒湿痹、手足拘挛　黄精 15g，百尾笋 15g。煎水洗。

（7）治劳伤跌损　黄精 60g。泡酒服。

（8）治毒疮　黄精适量。捣绒包患处。

（9）治肺痨　黄精 20g，白及 15g，虎耳草 10g。水煎服。

3. 白族医药中黄精的应用

在白族医药中，黄精常于春、秋采挖，除去须根，蒸 10 ～ 20 分钟，晾晒干燥后备用，具有补脾润肺、养阴生津的功效，内服治肺结核、糖尿病、高血压、小儿疳积；外用治脚癣。

白族医药中也有不少方剂是以黄精为主入药。

（1）治干咳　黄精 15 ～ 30g。水煎服。

（2）治小儿疳积　黄精煮熟，加蜂蜜食用。

（3）治肺结核、糖尿病、高血压　黄精 20 ～ 30g。水煎服。

（4）治咯血　黄精 500g，白及 250g，百部 250g，玉竹 200g。共研末，炼蜜丸，每服 15g，每日 3 次。

（5）治心动过速　黄精 100g，党参 100g，石菖蒲 100g，三七 50g，琥珀 20g。共研末，每服 15g，每天服两次。

二、黄精与道家文化

（一）道家文化与养生理念

1. 道家文化

道家文化由来已久，可以追溯先秦时期，代表人物有老子、庄子，世称"老庄之学"，其对我国的哲学、政治、文学、艺术及医学的发展产生了极为重要的影响，构成了中华文明不可分割的重要部分。

（1）崇尚自然　道家认为，自然界有自身的客观规律和法则，不受人主观意志的改变，正所谓"飘风不终朝，骤雨不终日，孰为此者？天地"（《道德经》）。人们只有顺乎自然，才能与自然和谐相处。

（2）清静无为　道家"无为"的含义是不做违背自然规律的事。老子说："致虚极，守静笃。万物并作，吾以观复。夫物芸芸，各归其根，归根曰静，静曰复命，复命曰常，知常曰明。不知常，妄作凶。"

（3）注重实践　道家《关尹子》云："善弓者师弓，不师羿。善舟者师舟，不师奡。善心者师心，不师圣。"导引、吐纳、服饵、辟谷、炼丹等，至今也是养生保健的主要手段。

2. 道家养生理念

道教的养生理念强调精神修炼，从呼吸导引以养气，到服食养生食品、药物等达到神形共养的目的。养生的核心思想仍在于效法天地自然规律，达到天人合一的境界。道家养生常可归纳为养神、养气、养形、服食四种方法。

（1）养神　道家的修炼方法多种多样，最高境界是关于心神灵性的修炼方法。先秦时期老子倡导的"清静无为"被列为最上乘，比炼气、炼形都要高。究其原因，在于上乘者养神，重在精神修炼，而人之精神统领人之身体，调畅精神以养形体。究其养神的具体方法，《道德经》曾指出：

"致虚极，守静笃。"其旨在清静养神，而且庄子进一步提出："去物欲，简尘事。""必静必清，无劳汝形，无摇汝精，乃可以长生。"

（2）养气　我国古代哲学家自古就认识"气"是构成宇宙万物的基本物质，天地万物皆由气所化生，故创立了"气一元论"学说。该学说认为，气作为构成宇宙最基本的物质，同样也是构成人体最基本的物质，故养生重在调气，气机调畅则气血和顺，五脏六腑运行如常，自然长生久视。庄子对于养气方法的阐述："古之真人……其息深深。真人之息以踵，众人之息以喉。"

（3）养形　锻炼形体，既能促进气血运行，又能强健筋骨，是中医养生学家都推崇的方法之一。中医养生的具体方法包括按摩、导引及其他形体活动，最终达到防病治病的目的。养形的方式多种多样，包括五禽戏、八段锦、十二段锦、十六段锦、叩齿、熨目等。

（4）服食　关于食疗的古籍记载也有很多，如《神农本草经》《抱朴子》《备急千金要方》《食疗本草》《云笈七签》《山家清供》《新刻养生食忌》等。

（二）道家文化中的黄精

黄精作为道家推崇的食养、食治之品，自古以来历史悠久。在西晋张华撰写的《博物志》中记载，黄帝时期的先祖就已认识黄精的功效，天姥向黄帝推荐："太阳之草名曰黄精，饵而食之，可以长生。"梁代陶弘景撰写的《名医别录》记载黄精有"补五劳七伤，助筋骨，耐寒暑，润心肺"的功效。

1. 道家对黄精的认识

（1）养生　道家相信服食黄精可使人延年益寿、延缓衰老，又称其为"道家仙药"。据《历世真仙体道通鉴》记载，汉武帝时期一位名叫戴孟的道士不仅常吃黄精养生，还自己种植黄精，其对黄精的重视可见一斑。魏晋时期嵇康在《与山巨源绝交书》记载道士服食黄精以求长寿："又闻道士遗言，饵术黄精，令人多寿，意甚信之。

仙人余粮
黄精

（2）美容　古人认为黄精也可让人容颜红润。《太平圣惠方·神仙服黄精法》记载："日三服百日内，令人颜如桃花，二百日内，老者貌如十五六时，更不老矣，乃为神仙。"又载："日再服弥佳，二十日内，浑身旧皮皆脱，颜色变少，花容有异，须发皆变，长服，须酒饮下之，若纳黑豆黄末服之，即绝粒矣，长年少，若不要绝粒，即勿入豆黄，但准前服之，延年矣。"又载："黄精……以温酒研一丸服之，日三服，面如童子，延年不老。"《圣济总录》记载："常服黄精能助气固精、补填丹田、活血驻颜、长生不老。"可见，人们尊奉黄精为养颜补益佳品。

（3）强筋健骨　黄精亦能使人筋骨强壮，耐体劳。当然，在道家著作中对于黄精的认识难免有些夸大的内容，但黄精作为道家养生圣品，仙人余粮的地位是显而易见的。

2. 道医对黄精的运用

历史上关于道家方士服食黄精以求长寿的故事有很多。名医华佗将黄精养生方传给学生樊阿，樊阿照方服用后，也活了一百多岁。汉代封衡，显于魏，字君达，陇西（今属甘肃）人，通老庄之学，勤访真诀，初服黄精五十年，后上山采药，往来乡里，视之如三十许人，常骑青牛行，号青牛道士，闻人有病危，无论识与不识，辄以药或针灸治之，应手皆愈。

由于道医书籍多散落民间，且多未公开于世，笔者选取宋代官修综合方书《太平圣惠方》第九十四卷《神仙服黄精法》作为黄精养生的具体运用参考，其中包含以医书和养生术闻名的道医孙思邈和其他道医关于服黄精经验方。

（1）口服　黄精方。黄精其叶如竹，茎如桃，花白，四月茎长五六尺，其根似姜。洗净洗细切，以水煮之苦味尽，滤出，以布袋内压取汁，再煎如膏即止；然后炒黑豆黄，捣为末，相和，捏为饼子。每服两枚。

（2）黄精捣末　取黄精根茎，细锉阴干，捣为末。每用净水调服。

（3）黄精煎饼　取黄精，去须净洗，以水煮之。酒袋盛，压取汁于锅中，微火煎。取滓晒干，捣为末，入于煎中相和，搅匀，用微火煎之。

（4）黄精糯米酒　黄精细切，淘洗糯米，与黄精同炊为饭，放入曲

第一章　黄精的历史文化

末。候饭冷相和，入瓮中，如常酿酒法，压取酒。每日常暖饮一至两盏，效神。

（5）黄精丸　黄精汁、地黄汁、天冬汁各等份。以慢火煎之，入白蜜、白茯苓末相和。煎，搓丸。每服一丸。

（6）黄精膏　黄精去须，洗净切碎，蒸熟，压取水分后煎之，入干姜末、桂心末，煎之。其色变黄，热止，待冷，盛于容器中。每日空腹。

（7）黄精天冬丸　黄精 10kg（净洗蒸熟），白蜜 3kg，天冬 3kg（蒸熟）。药相和，捣碎。以温酒下三十丸，每日三服。

（8）黄精生地丸　黄精 12kg 生者取汁，生地黄 5kg 取汁，白蜜 5L。药相和，于铜器中搅匀。慢火煎之，令稠。以温酒下一丸服之。每日三服。

由上述方剂可见，黄精作为滋补的中药材，常见的服用方法或加入其他滋补品共制成丸，正常服用或用温酒送服，长期服用可使人面若桃花、体壮身健。

三、黄精的传说与记载

黄精的传说

民间有一则关于黄精名字由来的传说。在很久以前，有一个财主家的丫鬟叫黄精。黄精容貌姣好，生长在一个贫苦家庭。财主色迷心窍，一心想要娶黄精做妾，不断逼迫黄精的父亲答应此事，一家人急得实在没有办法，只好让黄精赶快从财主家逃出去。黄精刚逃出去没多久，就被财主发现了，于是就派人追赶她。正是半夜时分黑漆漆的一片，黄精被追赶到悬崖边上，她纵身一跃，被半山腰的一棵树挂住了，保住了性命。待黄精醒来时，被眼前的景象吓坏了，自己的身下竟是万丈深渊……此时的黄精已经很长时间没有喝过水、吃过东西了，她见一旁长着密密麻麻的野草，草的叶片狭长，还开着花，于是就摘了一些草根放到嘴里吃，竟觉得又香又甜。之后，黄精每天靠着这些草根度日，过了一些时日，她发现自己不但恢复了精力，自己的身体也变得轻盈许多，很快地就爬上了山顶。行路间，她看见前方有一处村落，她走到一户人家门前叩门索要一些食物吃，老人见黄精可怜，就收养她作为女儿。时间久了，黄精便向他们吐露了自己的身世，也告诉了他们自己靠吃一种野草根活了很长时间。黄精姑娘的遭遇渐渐传遍了全村，村里有个采药老人过来问她吃的是什么草根，她带着老人找到了那种草根。后来老人把这种草根给村里的病人吃，吃后身子又暖和、又舒服，精力旺盛，病情也减轻了。正是因为黄精发现的这种中草药，所以大家就给它起名叫"黄精"。

关于黄精药食功用的记载

在古代，很多书籍就已记载黄精的神奇功效。西晋张华所著《博物志》是我国一部博物学著作，内容记载了异境奇物、琐闻杂事、神仙方术、地理知识、人物传说，可谓包罗万象。其中，黄帝问天姥曰："天地所生，岂有食之令人长生不死者乎？"天姥曰："太阳之草名黄精，饵而食之可以长生。"西晋皇甫谧所著《高士传》记载："陆通，字接舆。与妻俱隐峨眉诸名山，食菌、栌实、黄精子，俗传以为仙。"陆通和他的妻子隐居在峨眉山上，每天以蘑菇、栌树的果实、黄精为食，久而久之他们俩就幻化成仙。而在同时期的道家经典中，除了常规的炼丹修行，黄精也频繁出现，显示着它在人们心中已接近神丹妙药。

东晋葛洪所著《神仙传》有这样一段记载："尹轨者，字公度，太原人也。晚乃奉道，常服黄精，日三合，年数百岁而颜色美少。"尹轨晚年专心学道，经常服用黄精粉，不但活了上百岁，而且面色红润。《神仙传》中还有一段关于王烈与黄精的记载："王烈者，字长休，邯郸人也。常服黄精及铅，年三百三十八岁犹有少容，登山历险，行步如飞。"

杜甫与黄精的渊源着实不浅。唐玄宗天宝十四年冬天，安禄山、史思明发动叛乱，百姓流离失所。杜甫同夫人带着儿子和女儿，先后举家辗转到西北的秦州、同谷，以采药、卖药和行医为生。那时，寒冬大雪封山，杜甫无药可采，唯有觅得被冰雪掩埋了的黄精枯苗，按苗寻根，掘地挖取黄精。一日，杜甫准备食用黄精，忽然听见邻家大嫂急促喘咳，他就知道大嫂肺痨又犯了，于是动了恻隐之心，给邻家送去黄精。两个月过去了，邻家大嫂苍白的面色日渐红润，消瘦的体质也变得结实，喘咳、咯血也有好转。杜甫见此景，心想莫非这黄精有药性，能治病？想到此，他决定再验证一次。村里有位老人身体羸弱、腰膝酸软、面黄肌瘦、自汗盗汗已有多年，经杜甫介绍服食黄精，也取得了很好的疗效。后来，杜甫有机会接触御医，就把黄精能治病的经验告诉了他们。御医们在编书时，就收入了黄精。

　　以上记载，可以看出黄精确实是一味延年益寿的神药。

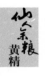

第二章 黄精的品种、资源、分布及炮制方法

一、黄精的品种

黄精为滇黄精、黄精或多花黄精的干燥根茎。根据形状的不同，习称"大黄精""鸡头黄精""姜形黄精"。黄精于春、秋两季采挖，除去须根，洗净，置沸水中略烫或蒸至透心，干燥。

1. 滇黄精

多年生宿根草本植物，根状茎近圆柱形或近连珠状，结节有时为不规则菱状、肥厚、直径 1～3cm。茎高 1～3cm，顶端作攀缘状。叶轮生，每轮 3～10 枚，条形、条状披针形或披针形，长 6～20（25）cm，宽 3～30mm，先端拳卷。花序具（1）2～4（6）朵花，总花梗下垂，花梗长 0.5～1.5cm，苞片膜质，微小，通常位于花梗下部；花被粉红色，长 18～25mm，裂片长 3～5mm；花丝长 3～5mm，丝状或两侧扁，花药长 4～6mm；子房长 4～6mm，花柱长（8）10～14mm。浆果红色，直径 1～1.5cm，具 7～12 颗种子。花期 3～5 月，果期 9～10 月。

2. 黄精

多年生宿根草本植物，根状茎圆柱状，由于结节膨大，因此"节间"一头粗、一头细，在粗的一头有短分枝，称这种根状茎类型所制成的药材为鸡头黄精，直径 1～2cm。茎高 50～90cm，或可达 1m 以上，有时呈攀缘状。叶轮生，每轮 4～6 枚，条状披针形，长 8～15cm，款（4）6～16mm，先端拳卷或弯曲成钩。花序通常具 2～4 朵花，似呈伞形

状，总花梗长 1～2cm，花梗长（2.5）4～10mm，俯垂；苞片位于花梗基部，膜质，钻形或条状披针形，长 3～5mm，具 1 脉；花被乳白色至淡黄色，全长 9～12mm，花被筒中部稍缢缩，裂片长约 4mm；花丝长 0.5～1mm，花药长 2～3mm；子房长约 3mm，花柱长 5～7mm。浆果直径 7～10mm，黑色，具 4～7 颗种子。花期 5～6 月，果期 8～9 月。

3. 多花黄精

多年生草本，根状茎肥厚，通常连珠状或结节成块（彩插图 2–1），少有近圆柱形，直径 1～2cm。茎高 50～100cm，通常具 10～15 枚叶。叶互生，椭圆形、卵状披针形至矩圆状披针形，长 10～18cm，宽 2～7cm，先端尖至渐尖。花序具（1）2～7（14）花，伞形，总花梗长 1～4（6）cm，花梗长 0.5～1.5（3）cm；苞片微小，位于花梗中部以下，或不存在；花被黄绿色，全长 18～25mm，裂片长约 3mm；花丝长 3～4mm，两侧扁或稍扁，顶端稍膨大乃至具囊状突起，花药长 3.5～4mm；子房长 3～6mm，花柱长 12～15mm。浆果黑色，直径约 1cm，具 3～9 颗种子。花期 5～6 月，果期 8～10 月。

4. 五叶黄精

多年生草本，高 20～30cm，根状茎圆柱形，直径 3～5mm，匍匐状。茎单一，直立，具 5 叶。叶互生，具短柄，柄长 5～15mm，叶片椭圆形至长圆形，长 5～9cm，宽 1.8～5cm，基部楔形，先端短渐尖或钝。总花梗单生于叶腋，长 1～2cm，下弯，顶端着生 2～3 花；花梗长 2～6mm，中部以上具 1 枚白色、膜皮的苞片；苞片长约 3mm，花被片 6，下部合生成筒，淡绿色，长 2～2.5cm，裂片长 4～5mm，筒内花丝贴生部分具短绵毛；雄蕊 6，花丝扁，长 3～5mm，于花筒中部插生，具短绵毛，顶端有时膨大呈囊状，花药长 4～5mm；子房椭圆形，长 2～6mm，花柱长 1～2cm。花期 5～6 月。

5. 热河黄精

多年生草本植物。根状茎圆柱形，直径 1～2cm。茎高 30～100cm。叶互生，卵形或卵状椭圆形，长 4～8（10）cm，先端尖。花序具

（3）5 ～ 12（17）花，近伞房状，总花梗长 3 ～ 5cm，花梗长 0.5 ～ 1.5cm；苞片无或极微小，位于花梗中部以下；花被白色或带红点，全长 15 ～ 20mm，裂片长 4 ～ 5mm；花丝长约 5mm，具 3 狭翅，呈皮屑状粗糙，花药长约 4mm；子房长 3 ～ 4mm，花柱长 10 ～ 13mm。浆果深蓝色，直径 7 ～ 11mm，具 7 ～ 8 颗种子。花期 7 ～ 8 月，果期 8 ～ 9 月。

6. 距药黄精

根状茎连珠状，直径 7 ～ 10mm。茎高 40 ～ 80cm。叶互生，矩圆状披针形，少有长矩圆形，长 6 ～ 12cm，先端渐尖。花序具 2（3）花，总花梗长 2 ～ 6cm，花梗长约 5mm，基部具有一个与之等长的膜质苞片；苞片在花芽时特别明显，似两颖片包着花芽；花被淡绿色，全长约 20mm，裂片长约 2mm；花丝长约 3mm，略弯曲，两侧扁，具乳头状凸起，顶端在药背处有长约 1.5mm 的距，花药长 2.5 ～ 3mm；子房长约 5mm，花柱长约 15mm。浆果紫色，直径 7 ～ 8mm，具 4 ～ 6 颗种子。花期 5 ～ 6 月，果期 9 ～ 10 月。

7. 阿里黄精

根茎状多少呈连珠状，直径约 1cm。茎高达 1m，具 12 ～ 23 叶。叶互生，卵状披针形至披针形，长 8 ～ 20cm。花序具 2 ～ 4 花，多少伞形，总花梗长 1 ～ 2cm，花梗长 1 ～ 1.5cm；花被全长约 20mm，裂片长约 5mm；花丝长约 5mm，下部两侧扁，上部丝状，近平滑；子房长约 5mm，花柱长约 13mm。花期 5 月，果期 8 ～ 10 月。

8. 长梗黄精

根状茎连珠状或有时节间稍长，直径 1 ～ 1.5cm。茎高 30 ～ 70cm。叶互生，矩圆状披针形至椭圆形，先端尖至渐尖，长 6 ～ 12cm，下面脉上有短毛。花序具 2 ～ 7 花，总花梗细丝状，长 3 ～ 8cm，花梗长 0.5 ～ 1.5cm；花被淡黄绿色，全长 15 ～ 20mm，裂片长约 4mm，筒内花丝贴生部分稍具短绵毛；花丝长约 4mm，具短绵毛，花药长 2.5 ～ 3mm；子房长约 4mm，花柱长 10 ～ 14mm。浆果直径约 8mm，具 2 ～ 5 颗种子。

9. 节根黄精

根状茎较细，节结膨大呈连珠状或多少呈连珠状，直径 5 ～ 7mm。茎高 15 ～ 40cm，具 5 ～ 9 叶，叶互生，卵状椭圆形或椭圆形，长 5 ～ 7cm，先端尖。花序具 1 ～ 2 花，总花梗长 1 ～ 2cm；花被淡黄绿色，全长 2 ～ 3cm，口部稍缢缩，裂片长约 3mm；花丝长 2 ～ 4mm，两侧扁，稍弯曲，花药长 4mm；子房长 4 ～ 5mm，花柱长 17 ～ 20mm。浆果直径约 7mm，具 4 ～ 7 颗种子。花期 5 ～ 6 月。

10. 独花黄精

根状茎圆柱形，结节处稍有增粗，节间长 2 ～ 3.5cm，直径 3 ～ 7mm。植株矮小，高不到 10cm。叶几枚至十余枚，常紧接在一起，当茎伸长时，显出下部的叶为互生，上部的叶为对生或 3 叶轮生，条形、矩圆形或矩圆状披针形，长 2 ～ 4.5cm，宽 3 ～ 8mm，先端略尖。通常全株仅生 1 花，位于最下的一个叶腋内，少有两朵花生于一总花梗上，花梗长 4 ～ 7mm；苞片微小，膜质，早落；花被紫色，全长 15 ～ 20（25）mm，花被筒直径 3 ～ 4mm，裂片长 6 ～ 10mm；花丝极短，长约 0.5mm，花药长约 2mm；子房长 2 ～ 3mm，花柱长 1.5 ～ 2mm。浆果红色，直径 7 ～ 8mm，具 5 ～ 7 颗种子。花期 5 ～ 6 月，果期 9 ～ 10 月。

11. 点花黄精

根状茎多少呈连珠状，直径 1 ～ 1.5cm，密生肉质须根。茎高（10）30 ～ 70cm，通常具紫红色斑点，有时上部生乳头状突起。叶互生，有时两叶可较接近，幼时稍肉质而横脉不显，老时厚纸质或近革质而横脉较显，常有光泽，卵形、卵状矩圆形至矩圆状披针形，长 6 ～ 14cm，宽 1.5 ～ 5cm，先端尖至渐尖，具短柄。花序具 2 ～ 6（8）花，常呈总状，总花梗长 5 ～ 12mm，上举而花后平展，花梗长 2 ～ 10mm，苞片早落或不存在；花被白色，全长 7 ～ 9（11）mm，花被筒在口部稍缢缩而略呈坛状，裂片长 1.5 ～ 2mm；花丝长 0.5 ～ 1mm，花药长 1.5 ～ 2mm；子房长 2 ～ 2.5（4）mm，花柱长 1.5 ～ 2.5mm，柱头稍膨大。浆果红色，直径约 7mm，具 8 ～ 10 余颗种子。花期 4 ～ 6 月，果期 9 ～ 11 月。

12. 短筒黄精

茎高达 40cm。叶互生，质地较厚，矩圆状披针形，长 11 ～ 12cm，宽 3 ～ 3.5cm。花单朵或成对生于叶腋；花被近钟形，长 7 ～ 8mm，仅基部合生成筒，筒长 1 ～ 2mm；花丝极短，长约 0.5mm，着生于花被片中部；花药长 1.5 ～ 2mm；子房长约 2.5mm，花柱长约 1.5mm。

13. 对叶黄精

根状茎不规则圆柱形，有分枝，直径 1 ～ 1.5cm。茎高 40 ～ 60cm。叶对生，老叶近革质，有光泽，横脉显而易见，卵状矩圆形至卵状披针形，长 6 ～ 11cm，宽 1.5 ～ 3.5cm，先端渐尖，有长达 5mm 的短柄。花序具 3 ～ 5 花，总花梗长 5 ～ 8mm，俯垂，花梗长 5 ～ 12mm；苞片膜质，微小，位于花梗上，早落；花被白色或淡黄绿色，全长 11 ～ 13mm，裂片长约 2.5mm；花丝长 3.5 ～ 4mm，丝状，具乳头状突起，花药长约 4mm；子房长约 5mm，花柱长约 6mm。花期 5 月。

14. 棒丝黄精

根状茎连珠状，结节不规则球形，直径约 1.5cm。茎高 0.6 ～ 2m。叶极大部分为对生，有时上部或下部有 1 ～ 2 叶散生，少有 3 叶轮生的，披针形或矩圆状披针形，长 7 ～ 15cm，宽 1.5 ～ 4cm，先端渐尖，近无柄或略具短柄，下面带灰白色。花序具（1）2 ～ 3 花，总花梗长 1.5 ～ 3cm，俯垂，花梗长 5 ～ 10mm；苞片膜质，微小，位于花梗上，早落；花被圆筒状或多少钟形，淡黄色或白色，全长 11 ～ 15mm，裂片长 2 ～ 3mm；花丝长 2 ～ 3mm，向上弯曲，顶端膨大呈囊状，花药长 3 ～ 4mm；子房长 5 ～ 7mm，花柱长约 4mm。浆果橘红色，直径约 7mm，具 2 ～ 4 颗种子。花期 6 ～ 7 月，果期 9 ～ 10 月。

15. 格脉黄精

根状茎粗壮，连珠状，直径约 1.5cm。茎高 50 ～ 80cm。叶轮生，每轮 3 ～ 5 枚，很少间有对生的，矩圆状披针形至披针形，有时略偏斜，先端渐尖，长 7 ～ 12cm，宽 15 ～ 25mm，革质，横脉明显。花轮生叶腋，每轮（1）3 ～ 12 朵，不集成花序，花梗长 1.5 ～ 3.5cm，平展或稍俯垂，无苞片；花被淡黄色，全长 10 ～ 12mm，裂片长约 2.5mm；花丝长约 3mm；略扁平，呈乳头状粗糙；花药长 3 ～ 3.5mm；子房长约 4mm，具约与之等长的花柱。浆果红色，直径约 8mm，具 9 ～ 12 颗种子，果梗上举。花期 5 月，果期 9 ～ 11 月。

16. 粗毛黄精

根状茎连珠状，结节近卵状球形，直径 1 ～ 2cm。茎高 30 ～ 100cm，全株除花之外具短硬毛。叶全部为互生至兼有对生，或绝大多数为 3 叶轮生，矩圆状披针形至披针形，长 3 ～ 10cm，宽 7 ～ 15mm，先端尖，略弯至拳卷，边缘多少呈皱波状。花序具（1 ～）2 ～ 3 花，总花梗长 1 ～ 10mm，花梗长 2 ～ 4mm，俯垂，苞片不存在；花被白色，全长 7 ～ 8mm，裂片长 1.5 ～ 2mm；花丝极短，长约 0.5mm，花药长约 1.5mm；子房长约 2mm，花柱长约 1mm。花期 6 月。

17. 互卷黄精

根状茎连珠状。茎高 80 ～ 170cm，上部呈"之"形弯曲。叶互生，矩圆状披针形至披针形，长 5 ～ 10cm，宽 8 ～ 17mm，先端拳卷，边皆略呈周波状。花序具 1 ～ 5 花，呈总状；总花梗长 1 ～ 1.5cm，上举而上端略俯垂，花梗长 3 ～ 8mm；苞片微小，位于花梗上或其基部；花被长 7 ～ 8mm，仅下部 2 ～ 3mm 合成成筒；花丝长不及 1mm，花药长约 1.2mm；子房长约 2.5mm，花柱长约 1.5mm。

18. 轮叶黄精

根状茎的节间长 2 ～ 3cm，一头粗，一头较细，粗的一头有短分枝，直径 7 ～ 15mm，少有根状茎为连珠状。茎高（20）40 ～ 80cm。叶通常为 3 叶轮生，或间有少数对生或互生的，少有全株为对生的，矩圆状披针形（长 6 ～ 10cm，宽 2 ～ 3cm）至条状披针形或条形（长达 10cm，宽仅 5mm），先端尖至渐尖。花单朵或 2（3 ～ 4）朵成花序，总花梗长 1 ～ 2cm，花梗（指生于花序上的）长 3 ～ 10mm，俯垂；苞片不存在，或微小而生于花梗上；花被淡黄色或淡紫色，全长 8 ～ 12mm，裂片长 2 ～ 3mm；花丝长 0.5 ～ 1（2）mm，花药长约 2.5mm；子房长约 3mm，具约与之等长或稍短的花柱。浆果红色，直径 6 ～ 9mm，具 6 ～ 12 颗种子。花期 5 ～ 6 月，果期 8 ～ 10 月。

19. 垂叶黄精

根状茎圆柱状，常分出短枝，或短枝极短而呈连珠状，直径 5 ～ 10mm。茎高 15 ～ 35cm，具很多轮叶。叶极多数为 3 ～ 6 枚轮生，很少间有单生或对生的，条状披针形至条形，长 3 ～ 7cm，宽 1 ～ 5mm，先端渐尖，先上举，现花后向下俯垂。单花或两朵成花序，总花梗（连同花梗）稍短至稍长于花；花被淡紫色，全长 6 ～ 8mm，裂片长 1.5 ～ 2mm；花丝长约 0.7mm，稍粗糙，花药长约 1.5mm；子房长约 2mm，花柱约与子房等长。浆果红色，直径 6 ～ 8mm，有 3 ～ 7 颗种子。

20. 细根茎黄精

根状茎细圆柱形，直径 2 ～ 3mm。茎细弱，高 10 ～ 30cm，具 1 ～ 3 轮叶，很少其间杂有一叶或二对生叶，下部 1 轮通常为 3 叶，顶生 1 轮为 3 ～ 6 叶。叶矩圆形至矩圆状披针形，先端尖，长 3 ～ 6cm。花序通常具 2 花，总花梗细长，长 1 ～ 2cm，花梗短，长 1 ～ 2mm；苞片膜质，比花梗稍长；花被淡黄色，全长 6 ～ 8mm，裂片长约 1.5mm，花柱稍短于子房。浆果直径 5 ～ 7mm，具 2 ～ 4 颗种子。花期 6 月，果期 8 月。

21. 狭叶黄精

根状茎圆柱状，结节稍膨大，直径 4 ～ 6mm。茎高达 1m，具很多轮叶，上部各轮较密集，每轮具 4 ～ 6 叶。叶条状披针形，长 6 ～ 10cm，宽 3 ～ 8mm，先端渐尖。花序从下部 3 ～ 4 轮叶腋间抽出，具 2 花，总花梗和花梗都极短，俯垂，前者长 2 ～ 5mm，后者长 1 ～ 2mm；苞片白色膜质，较花梗稍长或近等长；花被白色，全长 8 ～ 12mm，花被筒在喉部稍缢缩，裂生长 2 ～ 3mm；花丝丝状，长约 1mm，花药长约 2mm；子房长约 2.5mm，花柱长约 3.5mm。花期 6 月。

22. 新疆黄精

根状茎细圆柱形，粗细大致均匀，直径 3 ～ 5mm，"节间" 长 3 ～ 5cm。茎高 40 ～ 80cm。叶大部分每 3 ～ 4 枚轮生，下部少数可互生或对生，披针形至条状披针形，先端尖，长 7 ～ 12cm，宽 9 ～ 16mm。总花梗平展或俯垂，长 1 ～ 1.5cm，花梗长 1 ～ 4mm，极少无花梗而两花并生；苞片极微小，位于花梗上；花被淡紫色，全长 10 ～ 12mm，裂片长 1.5 ～ 2mm；花丝极短，花药长 1.5 ～ 1.8mm；子房长约 2mm，花柱与子房近等长。浆果直径 7 ～ 11mm，具 2 ～ 7 颗种子。花期 5 月，果期 10 月。

23. 卷叶黄精

根状茎肥厚，圆柱形，直径 1 ～ 2cm。茎高 30 ～ 90cm。叶通常每 3 ～ 6 枚轮生，很少下部有少数散生的，细条形至条状披针形，少有矩圆状披针形，长 4 ～ 9（12）cm，宽 2 ～ 8（15）mm，先端拳卷或弯曲成钩状，边常外卷。花序轮生，通常具 2 花，总花梗长 3 ～ 10mm，花梗长 3 ～ 8mm，俯垂；苞片透明质膜，无脉，长 1 ～ 2mm，位于花梗上或基部，或苞片不存在；花被淡紫色，全长 8 ～ 11mm，花被筒中部稍缢缩，裂片长约 2mm；花丝长约 0.8mm，花药长 2 ～ 2.5mm；子房长约 2.5mm，花柱长约 2mm。浆果红色或紫红色，直径 8 ～ 9mm，具 4 ～ 9 颗种子。花期 5 ～ 7 月，果期 9 ～ 10 月。

24. 湖北黄精

根状茎连珠状或姜块状，肥厚，直径 1 ～ 2.5cm。茎直立或上部多少有些攀缘，高可达 1m 以上。叶轮生，每轮 3 ～ 6 枚，叶形变异较大，椭圆形、矩圆状披针形、披针形至条形，长（5）8 ～ 15cm，宽（4）13 ～ 28（35）mm，先端拳卷至稍弯曲。花序具 2 ～ 6（11）花，近伞形，总花梗长 5 ～ 20（40）mm，花梗长（2）4 ～ 7（10）mm；苞片位于花梗基部，膜质或中间略带草质，具 1 脉，长（1）2 ～ 6mm；花被白色或淡黄色或淡紫色，全长 6 ～ 9mm，花被筒近喉部稍缢缩，裂片长约 1.5mm；花丝长 0.7 ～ 1mm，花药长 2 ～ 2.5mm；子房长约 2.5mm，花柱长 1.5 ～ 2mm。浆果直径 6 ～ 7mm，紫红色或黑色，具 2 ～ 4 颗种子。花期 6 ～ 7 月，果期 8 ～ 10 月。

二、黄精的资源与分布

黄精产于我国黑龙江、吉林、辽宁、河北、山西、陕西、内蒙古、宁夏、甘肃（东部）、河南、山东、安徽（东部）、浙江（西北部）、云南（东北部）等地，生于海拔 800 ～ 2800m 的林下、灌丛或山坡阴处。

滇黄精产于我国云南、四川、贵州等地，生于海拔 700 ～ 3600m 的林下、灌丛、阴湿草坡或岩石缝隙。

多花黄精产于我国四川、贵州、湖南、湖北、河南（南部和西部）、江西、安徽、江苏（南部）、浙江、福建、广东（中部和北部）、广西（北部）等地，生于海拔 500 ～ 2100m 的林下、灌丛或山坡阴处。

五叶黄精产于我国吉林、河北（北部），生于海拔 1100 ～ 1400m 的林下。

热河黄精产于我国辽宁、河北、山西、山东等，生于海拔 400 ～ 1500m 的林下或阴坡。

距药黄精产于我国陕西（秦岭以南）、四川（东部）、湖北（西部）、湖南（西北部），生于海拔 1100 ～ 1900m 的林下。

阿里黄精产于我国台湾地区。

长梗黄精产于我国江苏、安徽、浙江、江西、湖南、福建、广东（北部）。生于海拔 200 ～ 600m 的林下、灌丛或草坡。

节根黄精产于我国湖北（西部）、甘肃（南部）、四川、云南（东北部），生于海拔 1700 ～ 2000m 的林下、沟谷阴湿地或岩石上。

独花黄精产于我国西藏（南部和东南部）、云南（西北部）、四川、甘肃（东南部）和青海（南部），锡金也有分布，生于海拔 3200 ～ 4300m 的林下、山坡草地或冲积扇上。

点花黄精产于我国西藏（南部）、四川、云南、贵州、广西（西南部）、广东（海南）等地，生于海拔 1100 ～ 2700m 的林下岩石上或附生于树上。

短筒黄精产于我国台湾地区。

对叶黄精产于我国西藏（南部），生于海拔 1800 ～ 2200m 的林下岩石上。

棒丝黄精产于我国西藏（东部）、云南（西北部）、四川（西部），锡金也有分布，生于海拔 2400 ～ 2900m 的林下。

格脉黄精产于我国云南（西部和西北部），缅甸也有分布，生于海拔 1600 ～ 2200m 的林下石缝或附生树上。

粗毛黄精产于我国四川（西南部）、甘肃（南部），生于海拔 1000 ～ 2900m 的林下或山坡。

互卷黄精产于我国四川（西南部）。

轮叶黄精产于我国西藏（东部和南部）、云南（西北部）、四川（西部）、青海（东北部）、甘肃（东南部）、陕西（南部）、山西（西部），生于海拔 2100 ～ 4000m 的林下或山坡草地。

垂叶黄精产于我国四川（西部）、云南（西北部），生于海拔 2700 ～ 3900m 的林下或草地。

细根茎黄精产于我国甘肃（东南部）、陕西（秦岭）、山西（南部），生于海拔 2100 ～ 2400m 的林下或山坡。

狭叶黄精产于我国黑龙江、吉林、辽宁，生于林下或灌丛。

新疆黄精产于我国新疆（塔里木盆地以北），生于海拔 1450 ～ 1900m 的山坡阴处。

卷叶黄精产于我国西藏（东部和南部）、云南（西北部）、四川、甘肃（东南部）、青海（东部和南部）、宁夏、陕西（南部）等地，生于海拔 2000 ～ 4000m 的林下、山坡或草地。

湖北黄精产于我国甘肃（东南部）、陕西（南部）、四川、贵州（东部）、湖北、湖南（西部）、河南、江西（西北部）、江苏（宜兴）等地，生于海拔 800 ～ 2700m 的林下或山坡阴湿地。

仙人余粮
黄精

三、黄精的炮制方法

黄精首载于《名医别录》，被列为上品，是传统的滋补中药。黄精生品具有刺激性，故一般需炮制后入药，炮制的目的在于消除或减少黄精的不良反应，消除麻味，减轻对咽喉的刺激，提高疗效。

（一）黄精炮制的历史研究

南北朝时期陶弘景在《名医别录》中记载的炮制方法为"阴干"，之后刘宋在《雷公炮炙论》中记载的炮制方法有了进步，为"一蒸一曝"。

隋朝关于黄精的炮制方法体现在"黄精膏""黄精黑豆饼"的做法上。《本草图经》记载："二月、三月采根……细切一石，以水二石五斗，煮去苦味，漉出，囊中压取汁，澄清，再煮如膏乃止。以炒黑豆黄末相和，令所得，捏作饼子如钱许大。"

唐朝，中医养生又有了新的突破和发展，黄精的炮制方法也日趋成熟，工艺也更加讲究。孙思邈所著的《千金翼方》在前人基础上，提出了"去目重蒸法"。

宋朝，除沿用之前的炮制方法外，还有以黄精采收后加工细切或捣末的用法，并增加了用黄精汁加酒或与蔓荆子水九蒸九曝的新炮制方法。

元明时期主要承袭唐宋时期的炮制方法，龚廷贤在《鲁府禁方》中首次提出与黑豆共煮的炮制方法："黄精四两，黑豆二升同煮，熟去豆，忌铁器。"清代炮制方法仍以"九蒸九曝"法为主流。

（二）黄精现代炮制方法

1. 黄精（彩插图 2-2～彩插图 2-6）

【炮制】

除去杂质，洗净，略润，切厚片，干燥。

【性状】

本品呈不规则厚片，外表皮淡黄色至黄棕色。切面略呈角质样，淡黄色至黄棕色，可见多数淡黄色筋脉小点。质稍硬而韧。气微，味甜，嚼之有黏性。

【检查】

水分，不得超过 15%（通则 0831 第四法）。总灰分，取本品，80℃干燥 6 小时，粉碎后测定，不得过 4%（通则 2302）。

【浸出物】

照醇溶性浸出物测定法（通则 2201）项下的热浸法测定，用稀乙醇作溶剂，不得少于 45%。

【含量测定】

含黄精多糖以无水葡萄糖（$C_6H_{12}O_6$）计，不得少于 7%。

2. 酒黄精（彩插图 2-7、彩插图 2-8）

【炮制】

取净黄精，照酒炖法或酒蒸法（通则 0213）炖透或蒸透，稍晾，切厚片，干燥。每 100kg 黄精，用黄精 20kg。

【性状】

本品呈不规则的厚片。表面棕褐色至黑色，有光泽，中心棕色至浅褐色，可见筋脉小点。质较柔软。味甜，微有酒香气。

【检查】

水分，不得超过 15%（通则 0831 第四法）。总灰分，同黄精。

【浸出物】

同黄精。

【含量测定】

含黄精多糖以无水葡萄糖（$C_6H_{12}O_6$）计，不得少于 4%。

（三）近年来地方药材饮片炮制规范

1.《湖南中药饮片炮制规范》（2010 年版）

【炮制】

黄精：取原药材，除去杂质，洗净，略润，切厚片，干燥，晒去碎屑。

酒黄精：取净黄精，照酒炖法或酒蒸法，炖透或蒸透，稍晾，切厚片，干燥。每 100kg 黄精，用黄酒 20kg。

蒸黄精：取净黄精，照蒸法，反复蒸至内外呈滋润黑色，取出，稍晾，切厚片，干燥。

【成品性状】

黄精：为不规则的厚片，外皮淡黄色至黄棕色，并见有"鸡眼"状茎痕。质硬而韧，切面角质，淡黄色至黄棕色。气微，味甜，嚼之有黏性。

酒黄精：形如黄精，中段片表面黑色，有光泽，中心深褐色，质柔软，味甜，略有酒气。

蒸黄精：形如黄精，中段片表面滋润黑色，有光泽，质柔软，味甜。

【浸出物】

照醇溶性浸出物测定法项下的热浸法（《中国药典》）测定，用 70% 乙醇作溶剂，不得少于 42%。

2.《青海省藏药炮制规范》（2010 年版）

【炮制】

取原药材 500g，加牛奶 1000mL，文火煮至牛奶蒸干，取出，晾干。

【性状】

大黄精：呈肥厚肉质的结节块状，结节长可达 1 ～ 10cm，宽 3 ～ 6cm，厚 2 ～ 3cm。表面淡黄色至黄棕色，具环节，有皱纹及须根痕，结节上侧茎痕呈圆盘状，圆周凹入，中部突出。质硬而韧，不易折断，断面角质，淡黄色至黄棕色。气微，味甜，嚼之有黏性。

鸡头黄精：呈结节状弯柱形，长 3 ～ 10cm，直径 0.5 ～ 1.5cm。结节长 2～4cm，略呈圆锥形，常有分枝；表面黄白色或灰黄色，半透明，有纵皱纹，茎痕圆形，直径 5～8mm。

姜形黄精：呈长条结节块状，长短不等，常数个块状结节相连。表面灰黄色或黄褐色，粗糙，结节上侧有突出的圆盘状茎痕，直径 0.8～1.5cm。

3.《福建省中药饮片炮制规范》（2012 年版）

【炮制】

制黄精：取净黄精厚片，蒸至内外呈黑色，干燥。再用熟地膏分次拌匀，取出，干燥。每 100kg 黄精，用熟地黄 15kg。

【成品性状】

本品呈不规则的厚片，表面棕褐色至黑色，中心棕色至浅褐色。气香，味甜。

【鉴别】

取本品粉末 1g，加 70% 乙醇 20mL，加热回流两小时，抽滤，滤液蒸干，残渣加水 10mL 使溶解，加正丁醇振摇提取两次，每次 20mL，合并正丁醇液，蒸干，残渣加甲醇 1mL 使溶解，作为供试品溶液。另取黄精对照药材 1g，同法制成对照药材溶液。照薄层色谱法（《中国药典》）试验，吸取上述两种溶液各 10μL，分别点于同一硅胶 G 薄层板上，以石油醚（60～90℃）– 乙酸乙酯 – 甲酸（5：2：0.1）为展开剂，展开，取出，晾干，喷以 5% 香草醛硫酸溶液，在 105℃加热至斑点显色清晰。在供试品色谱中，在与对照药材色谱相应的位置上，显相同颜色的斑点。

4.《四川省中药饮片炮制规范》（2015 年版）

【炮制】

制黄精：取黑豆，熬取浓汁与黄精共煮（黑豆汁平过药面），沸后文火煮至水尽，取出，微晾，再置容器内蒸 5～8 小时；或黑豆汁拌浸黄精，润透心，蒸至内外呈滋润黑色，取出，切厚片，干燥。每 100kg 黄精，用黑豆 10kg。

仙人余粮
黄精

【性状】

本品为肥厚、肉质的不规则厚片。断面黄棕色至棕黑色，中心黄棕色至深棕色，可见筋脉小点。体质柔软。气微，味甜，嚼之有黏性。

【检查】

水分，不得过 15%（通则 0832 第四法）。总灰分，取本品，80℃ 干燥 6h，粉碎后测定，不得过 6%（通则 2302）。

【浸出物】

照醇溶性浸出物测定法（通则 2201）项下的热浸法测定，用稀乙醇作溶剂，不得少于 40%。

【含量测定】

本品按干燥品计算，含黄精多糖以无水葡萄糖（$C_6H_{12}O_6$）计，不得少于 4%。

5.《天津市中药饮片炮制规范》（2018 年版）

【炮制】

制黄精，取原药材，除去杂质，洗净，润透，蒸至色棕黑、滋润时取出，切厚片，干燥。

【性状】

本品为不规则的厚片，表面黑色，有光泽，质柔润。气微，味甜。

【检查】

总灰分，取本品，80℃ 干燥 6 小时，粉碎后测定，不得过 4%（《中国药典》2015 年版通则 2302）。

6.《上海市中药饮片炮制规范》（2018 年版）

【炮制】

制黄精：将药材除去杂质，洗净，润透，置蒸具内，蒸至内外滋润黑色，晒或晾至外干内润，切厚片，再将蒸时所得汁水拌入，均匀吸尽，干燥，筛去灰屑。

【性状】

本品为类圆形或不规则形的切片。全体呈乌黑色，滋润。外表皮具纵皱纹，有的可见横环节、须根痕及茎痕。质柔软。折断面黑褐色。微带焦糖气，味甜。

【检查】

水分，不得过15%（《中国药典》2015年版通则0832第四法）。总灰分，取本品于80℃干燥6小时，粉碎后测定，不得过4%（《中国药典》2015年版通则2302）。酸不溶性灰分，不得过1%（《中国药典》2015年版通则2302）。

【浸出物】

照醇溶性浸出物测定法（《中国药典》2015年版通则2201）项下的热浸法测定，用稀乙醇作溶剂，不得少于40%。

【含量测定】

本品按干燥品计算，含黄精多糖以无水葡萄糖（$C_6H_{12}O_6$）计，不得少于4%。

7.《湖北省中药饮片炮制规范》（2018年版）

【炮制】

蒸黄精：取净黄精，照蒸法（附录Ⅲ）蒸透，稍晾，切厚片，干燥。

【性状】

本品呈不规则的厚片。表面棕褐色至黑色，有光泽，可见筋脉小点。质柔润。气微，味甜，嚼之有黏性。

【检查】

水分，不得过15%（《中国药典》2015年版四部通则0832第四法）。总灰分，取本品，80℃干燥6小时，粉碎后测定，不得过4%（《中国药典》2015年版四部通则2302）。酸不溶性灰分，不得过1%（《中国药典》2015年版四部通则2302）。

【浸出物】

照醇溶性浸出物测定法（《中国药典》2015年版四部通则2201）项下的热浸法测定，用稀乙醇作溶剂，不得少于45%。

仙人余粮
黄精

【含量测定】

本品按干燥品计算，含黄精多糖以无水葡萄糖（$C_6H_{12}O_6$）计，不得少于3%。

8.《安徽省中药饮片炮制规范》（2019年版）

【炮制】

蒸黄精：取原药材，除去杂质，洗净，置适宜的蒸制容器内，用蒸汽加热蒸至棕黑色、滋润时，取出，切厚片，干燥。

【性状】

本品为不规则的厚片，表面棕黑色，滋润有光泽，中心棕褐色。味甜。

【检查】

水分，不得过18%（《中国药典》2015年版四部通则0832第二法）。

【浸出物】

照醇溶性浸出物测定法（《中国药典》2015年版四部通则2201）项下的热浸法测定，用稀乙醇作为溶剂，不得少于36%。

9.《内蒙古蒙药饮片炮制规范》（2020年版）

（1）黄精

【炮制】

取原药材，除去杂质，清水洗净，或略润，切厚片，干燥。

【性状】

本品呈不规则的厚片。外表皮淡黄色至棕黄色。切面略呈角质样，淡黄色至黄棕色，可见多数淡黄色筋脉小点。质稍硬而韧。气微，味甜，嚼之有黏性。

（2）奶黄精

【炮制】

取净黄精，照奶煮法，用生牛奶或鲜生羊奶浸泡3小时，文火煮至透心，奶液近干时，取出，晒干或低温烘干。每100kg黄精，用生奶150kg。

【性状】

本品呈肉质的结节块状或柱形，长短不一。表面黄棕色，半透明，具环节，有皱纹及须根痕。不易折断，断面角质。微有奶香气，味微甘。

【检查】

水分均不得过12%（通则0832第四法）。总灰分不得过5%（通则2302）。

【浸出物】

照醇溶性浸出物测定法（通则2201）项下的热浸法测定，用稀乙醇作溶剂，均不得少于50%。

仙人余粮
黄精

第三章 黄精的品质鉴别

中药鉴定是要研究和鉴定中药的品质和质量，以往对于中药的鉴定多将研究对象局限于中药材上，通常认为鉴别中药材的真伪即为中药鉴定，这存在知识误区；中药的品质鉴定是一个复杂的关键问题，包括来源鉴定、性状鉴定、显微鉴定、理化鉴定、生物鉴定。当代科学发展的最大特点是计算机科学技术的发展、网络技术和信息技术的渗透，使中药的系统鉴别特征和方法能够信息化、数据化，便于传播。随着信息科学、物理、化学等学科的发展，以及仪器分析手段的不断更新，中药鉴定技术融合了多种技术，进一步提高分析方法的精准性和可靠性。

一、规格

黄精按形状不同，分为"大黄精""鸡头黄精""姜形黄精"3种商品规格。

1. 大黄精

基源植物为滇黄精，主产于贵州、广西、云南等地。大黄精呈肥厚肉质的结节块状，结节长可达10cm以上，宽3～6cm。表面淡黄色至黄棕色，具环节，有皱纹及须根痕，结节上侧茎痕呈圆盘状，圆周凹入，中部突出。质硬而韧，不易折断，断面角质，淡黄色至黄棕色。气微，味甜，嚼之有黏性。

2. 鸡头黄精

基源植物为黄精，主产河北、内蒙古、山西及北方各省，如河北承德、迁安、遵化；北京的怀柔、密云、延庆、昌平；内蒙古武川、卓资、凉城；山西应县、阳高、繁峙等地。鸡头黄精呈结节状弯柱形，长3～10cm，直径0.5～1.5cm。结节长2～4cm，略呈圆锥形，常有分枝。表面黄白色或灰黄色，半透明，有纵皱纹，茎痕圆形，直径5～8cm。

3. 姜形黄精

基源植物为多花黄精，主产于贵州、湖南、云南、安徽、浙江等地。姜形黄精呈长条结节块状、长短不等，常数个块状结节相连，表面灰黄色或黄褐色，粗糙，结节上侧有突出的圆盘状茎痕，直径0.8～1.5cm。味苦者不可药用。

3种规格的黄精中，一般认为姜形黄精质量最好，其次为鸡头黄精、大黄精。

二、等级

根据每公斤的黄精个数，将黄精各规格分为一等、二等、三等、统货四个等级。一等品质最佳，二等次之，三等略差，统货不进行挑选，故品质最差。

三、影响黄精品质的因素

1. 产地

黄精在我国分布较广，"以嵩山、茅山者为佳"，或"黄精，峨山产者，甚佳"。《药物出产辨》记载："黄精以湖南产者为正。"《本草正义》记载："黄精不载于《神农本草经》，今产于徽州，徽人常以为馈赠之品。"

2. 采收

采收应坚持"最大持续产量"原则，需参考传统经验、自然因素，以及现代种植技术和相关研究等来确定适宜的采收期、采收年限。药用植物采收不但要求药材产量高，更要求品质优良，且符合国家药材标准，保证医疗效果。中药大多是植物药，之所以能防治疾病，是因为它含有多种有效化学成分，这些成分大多是植物体新陈代谢的产物，而这些产物在植物体内的形成和积累都具有一定的规律性。所以，中药材的采收具有很强的时间性，即药用植物的采收期、生长年限直接影响中药的疗效。另外，因不同药用植物有效成分含量的高低，随不同入药部位和植物各部的不同而异，采收时间亦随植物的品种和入药部位而有所不同。因此，从量化角度来评价药材质量，必须跟踪药材所含化学成分的变化。

3. 加工

鲜药材采收以后不宜长期存放，应及时干燥处理，才能有效地保证其药用成分，便于贮藏和运输，否则容易抽茎变空或发生霉烂，降低其品质。干燥时，通过高温或冷却处理，迅速杀死细胞，抑制细胞内酶类的活动，减少有效成分的分解。高温处理即高温杀酶，主要方法有水煮杀酶和水蒸气杀酶。水蒸气杀酶是将药材盛于笼屉或甑中，置沸水锅上利用水蒸气进行的热处理，蒸的时间长短应根据具体药材品种来确定；水煮杀酶是将药材置沸水中煮片刻，然后捞出晒干，药材经煮后，不仅容易干燥，还可增加透明度。高温可使细胞内原生质凝固，产生质壁分离，利于干燥时热量和水分子的传递，提高干燥速度。药材经高温杀酶后必须及时进行干燥，主要技术方法有气流干燥、红外干燥、微波干燥、真空冷冻干燥等。

第四章　黄精的古籍记载

通过查阅历代本草、医书典籍等文献资料，本章对黄精药材的名称、性味归经、功效主治、用法用量、采收加工炮制等方面的古代文献记载进行梳理。唐代以前使用的黄精主要是黄精和多花黄精，至清代增加了滇黄精。按药材形状区别，将滇黄精称为"大黄精"；将黄精称为"鸡头黄精"；将多花黄精称为"姜形黄精"。苦味黄精主要是卷叶黄精、湖北黄精、垂叶黄精和轮叶黄精，一般不宜入药。

有学者将黄精在历代著作中的名称进行了整理，如表4-1所示。

表4-1　黄精在历代本草著作中的名称

朝代	年份（年）	书名	作者	名称
魏晋南北朝	220—450 年	《名医别录》	—	黄精、重楼、菟竹、鸡格、救穷、鹿竹
	266—316 年	《博物志》	张华	太阳之草、黄精
	317—420 年	《抱朴子》	葛洪	黄精、兔竹、救穷、垂珠、米脯、白及
	456—536 年	《本草经集注》	陶弘景	黄精、重楼、菟竹、鸡格、救穷、鹿竹
唐宋	657—659 年	《新修本草》	苏敬	黄精、重楼、菟竹、鸡格、救穷、鹿竹
	682 年	《千金翼方》	孙思邈	黄精、重楼、菟竹、鸡格、救穷、鹿竹
	1058 年	《本草图经》	苏颂	黄精、葳蕤、仙人余粮、苟格、菟竹、垂珠、马箭、白及、笔菜
	1082 年	《证类本草》	唐慎微	青黏、笔菜、黄精、重楼、菟竹、鸡格、救穷、鹿竹

朝代	年份（年）	书名	作者	名称
金元	1151—1368 年	《药性赋》	李杲	黄精、山姜
明	1406 年	《救荒本草》	朱橚	笔管菜、玉竹、仙人余粮、垂珠、马箭、白及、黄精、重楼、菟竹、鸡格、救穷、鹿竹
	1436 年	《滇南本草》	兰茂	鹿竹、兔竹、生姜、黄精、救穷草
	1565 年	《本草蒙筌》	陈嘉谟	洪州黄精、相州黄精、野生姜、米脯
	1596 年	《本草纲目》	李时珍	黄芝、戊己芝、龙衔、野生姜、苟格、黄精、重楼、菟竹、鸡格、救穷、鹿竹、葳蕤、仙人余粮、垂珠、马箭、白及、笔菜
	1624 年	《本草正》	张景岳	黄精、救穷草
	1625 年	《神农本草经疏》	缪希雍	黄精
清	1600—1644 年	《本草乘雅半偈》	卢之颐	黄精、戊己芝、黄芝
	1694 年	《本草备要》	汪昂	黄精、山生姜
	1757 年	《本草从新》	吴仪洛	黄精、玉竹黄精
	1761 年	《得配本草》	严洁	黄精、仙人余粮、龙衔、救穷草
	1769 年	《本草求真》	黄宫绣	黄精、山生姜
	1840 年	《本草分经》	姚澜	救穷草、玉竹黄精、山生姜
清	1841—1846 年	《植物名实图考》	吴其濬	黄精、笔管菜、滇黄精、笔管菜、玉竹、仙人余粮、垂珠、马箭、白及、黄精、重楼、菟竹、鸡格、救穷、鹿竹
	1862 年	《本草害利》	凌奂	黄精、玉竹黄精、山生姜
	1886 年	《本草撮要》	陈其瑞	黄精
	1887 年	《本草便读》	张秉成	黄精、重楼、菟竹、鸡格、救穷、鹿竹

第四章　黄精的古籍记载

朝代	年份（年）	书名	作者	名称
近代	1978 年	《中国植物志》	—	鸡头黄精、黄鸡菜、毛管菜、爪子参、老虎姜、鸡爪参
	1999 年	《中华本草》	—	土灵芝、老虎姜、山捣白、鸡头参、黄鸡菜、山姜

2. 性味归经

关于黄精的性味记载，《名医别录》最早记录黄精性甘，味平，无毒。《本草经集注》记载："虽燥，并柔软有脂润。"《证类本草》记载："黄精，寒。"《本草汇言》记载："甘温而和。"

关于黄精的归经记载，《重订本草征要》言："黄精入脾经。"《本草问答》记载："黄精甘平有汁液，得水火气交之平，故正补脾经。"《得配本草》记载："入足太阴经。"《本草求真》记载："黄精专入脾，兼入肺、肾。"《本草分经》提出黄精归肺、脾、胃、心经。

《中国药典》（2020 年版）记载："黄精性平，味甘，归脾、肺、肾经。"

3. 功效主治

《名医别录》记载："主补中益气，除风湿，安五脏。久服轻身、延年、不饥。"

《道藏神仙芝草经》记载："黄精宽中益气，五脏调良，肌肉充盛，骨体坚强，其力倍，多年不老，颜色鲜明，发白更黑，齿落更生。"

《滇南本草》记载："能辟谷、补虚、添精，服之效矣。"

《本草征要》记载："肺燥干咳，气馁消渴。体虚乏力，用以服食。味甘气和，为益脾阴之剂，土旺则湿除，故又能祛湿。"

《本草纲目》记载："黄精受戊己之淳气，故为补黄宫之胜品。土者万物之母，母得其养，则水火既济，木金交合，而诸邪自去，百病不生矣。"

《本经续疏》记载："黄精之补中益气，本为除风湿耳。"黄精补脾胃，风湿之邪不能侵犯，故有除风湿之效。

仙人余粮
黄精

《抱朴子》将黄精列为仙药，记载："服黄精仅十年，乃可大得其益耳。"

《博物志》称黄精为"太阳草"，记载："黄帝问天姥曰：天地所生，岂有食之令人不死者乎？天姥曰：太阳之草，名曰黄精，饵而食之，可以长生。"

《本草图经》记载："黄精是芝草之精也。"

整理古籍中的食疗用方，发现黄精多在食疗方中出现，如黄精膏、黄精酒、黄精煎、黄精地黄丸、牛髓膏子、黄精丸、保元丹、黄精粥等。黄精多经简单处理后单食，亦可同枸杞子、生地黄、天冬等配伍使用。

4. 用法用量

黄精，无毒，用作药用或食用，炮制后用量一般为 10～15g，入汤剂或丸剂皆可。

（1）食用　北宋时期《本草图经》记载："黄精，今南北皆有之。以嵩山、茅山者为佳。三月生苗，高一二尺以来。叶如竹叶而短，两两相对。茎梗柔脆，颇似桃枝，本黄末赤。四月开细青白花，如小豆花状。子白如黍，亦有无子者。根如嫩生姜，黄色。二月采根，蒸过曝干用。山中人九蒸九暴，作果卖，甚甘美，而黄黑色。初生苗时，人多采为菜茹，谓之笔菜，味极美。"

《本草纲目》记载："黄精为服食要药，故《别录》列于草部之首，仙家以为芝草之类。"

《本草经集注》记载："根、叶、花、实皆可饵服，酒散随宜，具在断谷方中。"

《本草汇笺》记载："黄精，非治病所需，而为服食之上品。"

（2）药用　《名医别录》记载了黄精的采收处理方法，云："二月采根，阴干。"

《雷公炮炙论》记载："凡采得，以溪水洗净后蒸，从巳至子，刀薄切，曝干用。"

《食疗本草》首次提出黄精"九蒸九曝"的炮制方式，云："可取瓮子去底，釜上安置令得，所盛黄精令满。密盖，蒸之。令气溜，即曝之。第二遍蒸之亦如此。九蒸九曝。"

《证类本草》记载："以九蒸九曝为胜，而云阴干者恐为烂坏。单服九蒸九曝，食之驻颜。入药生用。曝使干，不尔朽坏。"

《本草从新》记载："去须九蒸九晒用，每蒸一次必半日方透。"

第五章 黄精的现代研究

一、黄精的成分研究

研究发现，黄精含有众多活性成分，如多糖、皂苷、生物碱、黄酮、木质素、植物甾醇、挥发油、苯乙基肉桂酸酯、多糖和凝集素等。其中，多糖和皂苷类化合物为主要活性成分，具有抗氧化、抗疲劳、抗肿瘤、增强免疫力、提高记忆力、降血脂、降血糖、抗炎、抗病毒、抗菌等功效。

1. 皂苷

皂苷是黄精药理作用的活性成分之一，主要包括甾体皂苷类和三萜皂苷类。皂苷的特征是由氧化角鲨烯衍生的骨架组成，该骨架由与三萜（30个碳原子）或甾体（27个碳原子）糖苷配基相连的糖部分组成。其中，甾体皂苷以螺旋甾烷为苷元，是药用黄精的主要活性物质，也是其特征性成分。根据螺甾烷结构中 C25 的构型和 F 环的环合状态，甾体皂苷可分为螺甾烷醇型、异螺甾烷醇型、呋甾烷醇型、变形螺甾烷醇型。前 3 种是主要存在的甾体皂苷，常见的品种有毛地黄皂苷、薯蓣皂苷及菝葜皂苷等。除甾体皂苷类化合物外，药用黄精中还含有多种以三萜类为苷元的三萜皂苷类成分。目前，共从药用黄精中分离出 12 个三萜皂苷类成分，主要分为 3 种：乌苏酸型三萜皂苷（积雪草苷、羟基积雪草苷）、齐墩果烷型三萜皂苷、达玛烷型三萜皂苷。

2. 黄酮

黄精含有大量的黄酮类化合物，主要有 3 种结构，分别为查耳酮、二氢黄酮、高异黄酮。其中，高异黄酮是主要成分，也是特征性成分。多种黄精中的黄酮含量差异明显，其中以滇黄精的黄酮含量最多，多花黄精次之，黄精的黄酮含量最少。通过对炮制前后的黄酮含量进行比较，与未经炮制的药物相比，炮制后药物中的黄酮含量有所下降，且黄酮含量与炮制时间呈反比关系。研究表明，黄精黄酮具有很好的活性作用，在预防和治疗疾病等方面有一定的作用。黄酮类化合物具有抑菌效果，对大肠杆菌、伤寒沙门氏菌、福氏志贺氏菌和金黄色葡萄球菌等有着较好的抑菌作用。黄精中分离出的两种高异黄酮类化合物可促进癌细胞凋亡，具有抗癌作用。

3. 糖类

多糖是药用黄精中的最主要的功效成分，由不同比例的单糖组成，主要包括甘露糖、半乳糖、葡萄糖、果糖、鼠李糖、阿拉伯糖和半乳糖醛酸等。目前多采用热回流法、超声提取、态超高压微射流集高压射流技术、撞击流技术和传统高压均质技术、超声波协同纤维素酶等进行多糖提取。对黄精多糖的分离纯化则多采用水体醇沉法，此外还可用葡聚糖凝胶层析法、离子交换层析法进行分离纯化。多糖是黄精质量的重要指标，因炮制技术、地域、质量的不同，黄精多糖的含量也有很大程度的不同，一般为4.47% ～ 21.34%，而《中国药典》规定黄精多糖含量不得低于7%。

4. 氨基酸及微量元素

黄精属植物中含有多种氨基酸及微量元素。氨基酸和无机元素是人体正常生命活动所必需的两大物质。氨基酸是人体中有益的生命物质，氨基酸含量的高低能在一定程度上反映黄精的质量。氨基酸同时具有丰富的药理作用，如黄精根茎及须根中谷氨酸含量特别高，提示具有安神健脑的作用。黄精含有丰富的氨基酸，种类多达18种，由10种非必需氨基酸和8种必需氨基酸组成，其中苏氨酸和丙氨酸含量较为丰富。

5. 挥发性成分

在药用黄精成分研究中，烃类、萜类和醛酮类是主要的挥发性成分。黄精挥发油在黄精不同生长部位的含量亦不相同。从黄精根中分离出26

种化合物，其中包括芳烃（53.43%）、醇类（14.48%）、烷烃（7.70%）等；从黄精茎中分离得到37种化合物，其中包括芳烃（52.11%）、醇类（15.15%）、烷烃（6.24%）等。黄精中挥发油类成分组成及含量，随炮制方法变化而不同。研究发现，经炮制后的样品挥发油成分含量均有所降低。炮制后各类黄精中9种呋喃类成分多有所增加。

6. 木质素和生物碱

研究显示，木质素能起到对抗脂质过氧化和清除自由基的作用。从黄精中分离纯化出4种木质素化合物，分别为右旋丁香脂素 –O– β –D– 吡喃葡萄糖苷、右旋丁香脂素、右旋松脂醇 –O– β –D– 吡喃葡萄糖基（6 → 1）– β –D– 吡喃葡萄糖苷、鹅掌楸碱。生物碱在黄精属植物中含量低、结构多变。植物生物碱多具有药物活性，现代研究从黄精、滇黄精、轮叶黄精、短筒黄精和卷叶黄精中分离出5种不同的生物碱，有吲哚嗪类生物碱和酰胺类生物碱。研究表明，从黄精和多花黄精中已分离出18种生物碱类成分，分别为11种和7种，且生物碱主要类型有 β – 咔啉类、吲哚嗪酮类及酪胺类等。

7. 其他小分子化合物

目前，从黄精中分离得到对羟基苯甲醛、对羟基苯甲酸、5– 羟甲基糠醛、4– 羟甲基糠醛、水杨酸、正丁基 – β –D– 吡喃果糖苷、正丁基 – β –D– 呋喃果糖苷、正丁基 – α –D– 呋喃果糖苷、香草酸、反式对羟基桂皮酸、反式对羟基桂皮酸甲酯、咖啡酸、松柏醛、邻苯二甲酸二丁酯等物质。

二、黄精的药理作用

1. 抗肿瘤

研究显示，黄精多糖通过抑制肿瘤细胞增殖，诱导肿瘤细胞凋亡，从而对恶性肿瘤细胞产生了抑制作用。另有研究证实，多花黄精作用于细胞凝集素，从而诱导肿瘤细胞凋亡和自噬，也证实黄精具有抗肿瘤的作用，对研究新型抗癌药物提供一定的依据。

2. 免疫调节

黄精具有较好的免疫调节作用。研究显示，黄精多糖通过激活 TLR4 信号通路，特别是选择性上调 MyD88 依赖性通路，引起 TRAF6 的增加，导致细胞因子如白介素 –1β、白介素 –6、白介素 –12 和肿瘤坏死因子 –α 的分泌，发挥免疫调节作用。

3. 抗阿尔兹海默病

研究显示，黄精可通过调节神经递质的产生、改善氧化应激损伤程度、减轻炎性反应等来改善学习记忆能力，从而发挥抗阿尔兹海默症的作用。

4. 心肌保护

黄精可通过抑制炎症、凋亡、氧化应激等多个信号通路的激活发挥保护心脏的作用。体外研究中，黄精多糖可增加缺氧 / 复氧损伤模型 H9c2 心肌细胞的存活率，改善细胞形态，增加 Bcl-2 的蛋白表达水平，通过调节凋亡信号通路、减轻炎症反应来保护心肌细胞。

5. 抗脂肪肝

研究显示，黄精可通过调节脂质代谢、改善氧化应激损伤程度、减轻炎症反应、抑制凋亡信号通路激活等来发挥抗脂肪肝的作用。

6. 保护肾脏

黄精可通过阻断细胞增殖分化相关信号通路、抑制炎症信号通路和氧化应激信号通路等减轻肾小管间质纤维化发挥保护肾脏的作用。黄精多糖能改善肾小球的滤过功能，提升肾组织抗氧化酶活性，抑制自由基的生成。通过调节 iNOS、eNOS 活性，减少 NO 代谢产物对肾组织的毒副作用，提升 ATPase 活性，维持细胞膜内外 Na^+、K^+、Ca^{2+}、Mg^{2+} 离子的正常分布，提示黄精多糖对大强度运动导致的肾脏损伤有一定的正向保护作用。

7. 保护骨骼

黄精对骨骼具有一定的保护作用，研究发现其可通过调节 Hippo 信号通路、Wnt 信号通路来抑制破骨细胞形成或促进成骨细胞形成，抑制炎症信号通路发挥抗炎作用，对骨质疏松、致密性成骨不全、关节炎等疾病有一定治疗作用。

8. 调节血糖

黄精主要含有多糖、甾体皂苷、蒽醌类化合物等化合物，多糖是其发挥降糖作用的主要药效活性物质。黄精多糖对 α-葡萄糖苷酶的抑制作用表现：α-葡萄糖苷酶在糖的催化反应中起着重要作用，抑制 α-葡萄糖苷酶可延缓碳水化合物的吸收，降低餐后血糖。

9. 抗衰老

黄精具有良好的清除自由基、抗衰老、提高记忆力、改善人体免疫力等作用，黄精多糖为其抗衰老主要成分。研究显示，黄精煎剂能够显著提高脑组织中超氧化物歧化酶、GSH-PX、Na^+-K^+-ATP 酶、$Ca^{2+}-ATP$ 酶等抗氧化指标水平，并且降低脑组织丙二醇含量，提示黄精可能通过提高人体抗氧化能力达到抗衰老效果。

第六章　使用黄精的方剂

黄精为补益药，其方多为补益剂，依据各方对阴、阳、气、血的主要补益作用进行分类。本章内容尽量忠于古方原意，然受时代限制，部分古方用法、功用和主治记载与现代应用存在差异，在实际临床应用中还需加以斟酌。

一、补气剂

预知子丸

【来源】

北宋太平惠民和剂局《太平惠民和剂局方》。

【组成】

枸杞子（净）、白茯苓（去皮）、黄精（蒸熟）、朱砂（研，水飞）、预知子（去皮）、石菖蒲、茯神（去木）、人参（去芦）、柏子仁、地骨皮（去土）、远志（去心）、山药各等份。

【用法】

上为细末，炼蜜为丸，如龙眼核大，更以朱砂为衣，每服一丸，细嚼，人参汤送下，不拘时候。

【功用】

补益气血，养心安神。

【主治】

气血不足、心神不宁证。神思恍惚，语言狂妄，失眠健忘，夜多异梦，寐即惊魇，或发狂眩，暴不知人。

【证治机理】

本证由先天不足，或久病体弱，或思虑太过所致。气血不足，心神失养，轻则可见神思恍惚、失眠健忘，重则见神识不安。

【方解】

方中人参、山药补脾益肺；黄精、地骨皮、枸杞子益精养血；茯神、柏子仁养心安神；预知子宁心除烦；石菖蒲、远志安神益智；朱砂安神定惊。

【配伍特点】

本方大量使用补益心脾之品，旨在调补脾胃化生气血，气血充足则心有所主，神有所安。滋阴养血药为伍，阴中求阳，少火生气。

【运用】

本方为治疗气血不足、心神不宁之方。以神思恍惚、失眠健忘等为辨证要点。

黄精丸

【来源】

元代朱震亨著《丹溪心法》。

【组成】

苍耳叶、紫背浮萍、大力子各等份　乌梢蛇肉中半（酒浸，去皮骨）黄精（生捣汁，和四味，研细焙干）（一方有炒黄柏、生地黄、甘草节）

【用法】

上为末，神曲糊丸，如梧桐子大。每服五十至七十丸，温酒下。

【功用】

补气养血。

【主治】

气血亏虚证。症见头晕眼花，面色无华，心悸气短，神疲，或月经停闭，经期或经后小腹疼痛，或经行发热自汗，或乳汁少或全无，舌淡，苔薄白，脉细弱。

【证治机理】

本证因先天不足，或久病体弱所致。气血亏虚则脏腑经络、形体官窍失养，故可出现不荣或不用的病证；血不养神、髓海失养则头晕眼花，面色无华，气血亏虚；血海亏虚，冲任不充，无血可下而月经停闭或经期或经后小腹疼痛；气血亏虚，卫外之阳气失固，则发热自汗；气血亏虚，乳汁化源不足，无乳可下，故乳汁少或全无。

【方解】

方中黄精养阴润肺，补脾益气，滋肾填精；紫背浮萍化痰降脂；乌梢蛇补虚通经；苍耳叶祛风通络；大力子补虚祛风；甘草补虚，调和诸药。

【配伍特点】

大剂量用黄精既能补肾填精，又能补脾益气。肾为先天之本，脾为后天之本，脾主运化水谷，为气血生化之源。气血充足，脏腑充养有源。方中配伍黄柏、生地黄亦能防气血不足伤阴液之虞。

【运用】

本方为治疗气血亏虚证之方。以头晕眼花、面色无华、心悸气短、神疲、舌淡、脉细弱为辨证要点。

仙人粮
黄精

仙人饭

【来源】

明代张时彻著《摄生众妙方》。

【组成】

黄精。

【用法】

将瓮去底，釜上安顿，盛黄精令满，密盖蒸之，候气溜，取出晒干，如此九蒸九晒，凡生时有一石，熟有三四斗方好。蒸之不熟，则刺人咽喉，既熟晒干，食之甘美。

【功用】

补中益气，安五脏，润心肺，轻身延年。

【主治】

气阴不足证。体虚乏力，口干食少，劳嗽咳血，腰膝酸软，须发早白，内热消渴，舌红少苔，脉虚细。

【证治机理】

本证由先天不足或后天失养所致。脾胃气虚，气血生化无源，则体虚乏力；胃阴不足，阴津不能上荣以滋润口腔，则口干；胃虚失于和降，故食少；肺阴不足，肺失滋润，清肃失司，气逆于上，故见干咳；阴虚火旺，火热灼伤肺络，则咳血；肾阴不足，精血亏虚，失于荣养，则腰膝酸软，须发早白；阴亏不制阳，阳热亢盛，则内热消渴；舌红少苔、脉虚细为气阴不足之证。

【方解】

本方单用黄精，能滋润心肺，补中益气，填精髓，养阴乌发。

【配伍特点】

本方单用黄精，药简效专。

【运用】

本方为治疗脾肺肾气阴不足证之方。以体虚乏力、口干食少、阴虚内热为辨证要点。平人可用于养生保健，可煮熟食用，也可熬膏、浸酒，或添加在粥、汤等食材中，作为药膳食用。

二、补阴剂

延寿酒

【来源】

东汉华佗著《中藏经》。

【组成】

黄精 4kg，天冬 3kg，松叶 6kg，苍术 4kg，枸杞子 5L。

【用法】

上药以水三石，煮一日取汁，如酿法成，空心任意饮之。

【主治】

肝肾不足证。症见腰膝酸软，眩晕，视物昏花，须发早白，舌红，脉沉细。

【功用】

滋补肝肾，延年益寿。

【证治机理】

本证由先天不足，久病及肝肾，或热病后期，肝肾之阴亏损，或七情郁而化火，耗损肝肾之阴，或房劳过度耗伤肝肾所致。肝肾不足，腰府失养，故腰膝酸软；精血匮乏，不能上荣于头部，故眩晕，视物昏花；精血不能濡养须发、牙齿，症见须发早白、脱发、牙齿动摇等；肝主筋，肾主骨，肝肾不足，易感受风湿邪气，阻滞气机，故关节疼痛、四肢麻木；舌红、脉沉细为肝肾不足之证。

【方解】

方中黄精味甘，性平，入肺、脾、肾三经；枸杞子入肝、肾经，具有滋肾补肝、润肺明目的功效。黄精与枸杞子配伍，可健脾润肺，滋补肝肾，补血明目。天冬养阴润燥，清肺生津；苍术苦温燥湿以去湿浊，辛香健脾以和脾胃；松叶苦温祛风燥湿。诸药相合，制成酒剂，加强活血通络的功效，共奏补益肝肾、祛风除湿之功。

【配伍特点】

平补肝肾，滋补精血，佐以祛风除湿，扶正祛邪，攻补兼施。

【运用】

本方为治疗肝肾不足方，以腰膝酸软、头晕眼花、须发早白、风湿痹证、四肢麻木为辨证要点。本方药性平和，不寒不热，无病少量服用，亦有强身健体、益寿延年之功。

牛髓膏子

【来源】

元代忽思慧著《饮膳正要》。

【组成】

黄精膏五两、地黄膏三两、天冬膏一两、牛骨头肉油二两。

【用法】

上药将黄精膏、地黄膏、天冬膏与牛骨油一同用银匙搅，冷定，和匀成膏。每服一匙，空心酒调下。

【功用】

补精髓，壮筋骨，和气，延年益寿。

【主治】

真阴不足、肾精亏虚证。症见腰酸腿软，头晕眼花，头晕目眩，遗精滑泄，盗汗，口燥舌干，舌红少苔，脉细。

【证治机理】

本证由先天禀赋不足，或后天失养，房劳过度，久病伤肾，耗伤肾精所致。真阴不足，肾精亏虚，腰府失养则腰酸腿软；肾虚不能生髓，髓海空虚，则头晕目眩；肾精亏虚，失于封藏，故遗精滑泄，盗汗；口燥舌干、舌红少苔、脉细为肾精不足伤阴之象。

【方解】

方中黄精益肾填精，熟地黄滋阴补肾，天门冬滋阴润燥，牛骨髓为血肉有情之品，益肝肾，强筋骨，补肾填精。

【配伍特点】

滋养真阴，补益肝肾，填精壮骨。

【运用】

本方为治疗真阴不足肾精亏虚之方。以腰酸膝软、头晕目眩、遗精滑泄、盗汗、口燥舌干、舌红少苔为辨证要点。

二精丸

【来源】

北宋太医院著《圣济总录》。

【组成】

黄精（去皮）、枸杞子各 2kg。

【用法】

上两味于八九月间采取。先用清水洗黄精，令净，控干细锉，与枸杞子相和，杵碎拌匀，阴干再捣，炼蜜为丸，如梧桐子大。每服三五十丸，空心、食前温酒下。

【功用】

补肾固精。

【主治】

肾精不足证。症见发脱齿松，耳鸣耳聋，腰膝酸软，健忘恍惚，动作迟缓，男子精少不育，滑精，女子经闭不孕，舌淡，脉弱，或舌红少苔或无苔，脉细数。

【证治机理】

本证由先天不足或后天失养如久病伤肾、房劳过度，耗伤肾精，或年老体衰者所致。肾精亏损，失于荣养，则发脱齿摇，耳鸣耳聋；腰为肾之府，肾精不养腰府，则腰膝酸软；肾主骨生髓，骨失充养，则动作迟钝，髓海不充，则健忘恍惚；肾主生殖，肾精亏虚，则生殖无源，故性欲减退，生育功能低下，男子表现为精少不育，女子表现为经闭不孕；阴精亏虚，阴不制阳，火扰精关，精关不固，则可见滑精；舌淡苔白、脉弱为精血亏虚、脉道失充之象；舌红少苔或无苔、脉细数为阴虚火旺之象。

【方解】

枸杞子归肝、肾经，甘平而润，性滋补，能补肾润肺，益气生精，为平补之药；黄精有补气养阴、健脾润肺、益肾添精之功，为臣药，与枸杞子等量合用，助君药补肾益精。

【配伍特点】

平补肾精之方，以补肾为主，固涩力弱。

【运用】

本方为治疗肾精不足证之方。以腰膝酸软、生育功能低下、滑精、舌淡苔白、脉弱为辨证要点。本方以补益肾精为主，固涩力弱，若用于肾精亏虚所致的滑精证可加入涩精之品如金樱子、芡实、沙苑子等。平人可用于养生保健。

生地黄煎

【来源】

北宋太医院著《圣济总录》。

【组成】

生地黄 5kg（洗，切，以木杵臼捣，绞汁），黄精 12kg（洗，切，以木杵臼捣，绞汁），白蜜 5L。

【用法】

上三味汁合于银石器中，慢火煎如膏为度，以瓷盒盛。每服生姜汤调下半匙至一匙，日二夜一。

【功用】

滋阴清热，消肿生肌。

【主治】

乳石药气发热，风热相并，致痈肿疮痍，经年不愈。

【证治机理】

本证由摄入乳石或温补过度所致。乳石和温补药物可以助阳，药气发热，风热相并，郁结不解，致局部气血壅滞，肉腐血败，发为痈肿疮疡；舌红、苔黄而干、脉数为热象。

【方解】

方中生地黄味甘、苦，性寒，归心、肝、肾经，有滋阴清热、凉血止血之效；黄精健脾，益气养；白蜜补中益气，清火解毒，并调和诸药。

【配伍特点】

滋阴清热，兼益气。

【运用】

本方为治疗风热痈疡之方。以痈肿疮疡、舌红苔黄、脉数为辨证要点。平人可用于养生保健。

天地父母七精散

【来源】

明代高濂著《遵生八笺》。

【组成】

竹实三两（九蒸九晒）、地肤子四两、黄精四两、桃胶四两、蔓荆子三两（九蒸九晒）、松脂三两（炼令熟）、苣胜五两（九晒）。

【用法】

上为末，炼蜜为丸。每服二三十丸。

【功用】

冬月摄养。

【主治】

肝肾亏虚证。症见面白无华，头晕，耳鸣耳聋，眼干眼花，腰膝酸软，月经不调、经少经闭，心悸失眠、多梦易惊，舌淡苔白，脉细。

【证治机理】

本证因久病劳损，年高体弱，或肾精亏损致肝血不足，或肝血不足引起肾精亏虚所致。肝肾亏损，精血不足，形体官窍失养，则见面白无华、头晕；肾开窍于耳，则耳鸣耳聋；肝开窍于目，则眼干眼花；肾主骨，肝主筋，则见腰膝酸软；精血不足，冲任失充，则月经量少，甚至闭经；舌淡苔白、脉细为精血不足之象。

【方解】

竹实即竹米，可益气、下积；地肤子起养阴润肤之效；黄精益肾养阴；桃胶和血；蔓荆子明目，利关节，主头面诸风疾，通利九窍，活利关节，明目坚齿；松脂即松香，祛风燥湿，可延龄。诸药合用以滋补肝肾，养血填精。

【配伍特点】

补肝肾，润孔窍，利关节。

【运用】

本方为治疗肝肾亏虚证之方。以耳鸣耳聋、眼干眼花、腰膝酸软、舌淡苔白、脉细为辨证要点。平人可用于养生保健。

万病黄精丸

【来源】

明代武之望著《济阳纲目》。

【组成】

黄精 10kg（净洗，蒸令烂熟），天冬（去心，蒸烂熟）、白蜜各 3kg。

【用法】

上药于石臼内捣一万杵，再分为四剂，每一剂再捣一万杵为丸，如梧桐子大。每服三十丸，温酒送下，一日三次，不拘时候。

【功用】

益阴强精，宣肺润燥，延年益气。

【主治】

肺阴不足之证。症见干咳少痰，或痰中带血，咽干声嘶，舌质淡或红，少苔或无苔，脉细弱。

【证治机理】

本证由年老体弱，或久病伤阴，或劳伤过度所致。肺失濡养，宣降失司，则见干咳少痰，咽干声嘶，虚热内生，灼伤血络可见痰中带血；舌质淡或红、少苔或无苔、脉细弱为精血不足、脉道失充之象；阴液耗伤过度，则出现舌红等阴虚内热之象。

【方解】

黄精味甘，性平，归脾、肺、肾经，能补中益气，使五脏调和，肌肉充盛，骨髓坚强，为君药；天冬味甘、微苦，性寒，归肺、肾经，润燥滋阴，清金降火，为臣药；白蜜益气润燥，调和诸药，以增补益之功，为佐使药。

【配伍特点】

以甘平苦寒合方，滋阴润燥兼益气，以养阴为主。

【运用】

本方为治疗肺阴不足证之方。以干咳少痰、咽干声嘶、舌质淡或红、少苔或无苔、脉细弱为辨证要点。平人可用于养生保健。

三、补阳剂

神仙巨胜子丸

【来源】

明代朱棣、滕硕、刘醇等著《普济方》。

【组成】

黄精、木通、当归、黄耆、莲子、广木香、枸杞子、肉苁蓉（酒浸）、熟地黄（酒浸）、何首乌、人参、补骨脂（酒浸）、柏子仁、巴戟天（酒浸，去皮）、山茱萸、巨胜子（煎，去皮，燥干）、干山药、菟丝子（酒浸）、杜仲（酒浸）、酸枣仁、五味子（酒浸）各二两，天雄一对，石菖蒲（酒浸）、楮实子、甘菊花、牛膝（酒浸三日）、小茴香（炒）各一两，川乌头（炮）、白茯苓、覆盆子、远志（去心，酒浸，焙）、天冬（酒浸，去皮）各一两。

【用法】

上为细末，春、夏炼蜜为丸，秋、冬枣肉为丸，如梧桐子大。每服三十丸，空心温酒送下，每日两次。

【功用】

补真气，乌发驻颜，延年益寿。

仙人余粮
黄精

【主治】

耳聋眼暗，心悸气短，面容憔悴，自汗盗汗，或五心烦热，或腰膝酸软，小便频数而清或畏寒肢冷，脉虚无力，舌质淡，脉弱。

【证治机理】

本证由先天不足，或后天失养、久病体弱所致。以脏腑功能减退、气血阴阳亏损所致的虚弱、不足的证候为特征，在虚劳共有的基础上，由于虚损性质的不同，而有气、血、阴、阳虚损之分。气虚损者主要表现为面色萎黄、神疲体倦、懒言声低、自汗、脉细；血虚损者主要表现为面色不华、唇甲淡白、头晕眼花、脉细；阴虚损者主要表现为口干舌燥、五心烦热、盗汗、舌红苔少、脉细数；阳虚损者主要表现为面色苍白、形寒肢冷、舌质淡胖有齿痕、脉沉细。

【方解】

方中黄精、巨胜子、熟地黄、何首乌、枸杞子、覆盆子、天冬、楮实子、甘菊花滋肾强精；菟丝子、补骨脂、巴戟天、川乌头、肉苁蓉、山茱萸、天雄温肾助阳；牛膝、杜仲补益肝肾，强壮腰膝；酸枣仁、柏子仁、远志养心安神；五味子敛肺固肾，益智安神；石菖蒲、白茯苓健脾利湿，益智安神；人参大补元气，生津益智；山药补肺健脾，益肾固精；莲子养心补脾，益肾固精；黄芪、当归气血双补；木通、广木香、小茴香气和胃。

【配伍特点】

本方药是以补肾为主，兼顾心、脾、肝、肺，不温不燥，不凉不腻的平补之剂。

【运用】

本方为治疗诸虚证之方。以五脏之气血阴阳亏虚不足为辨证要点。平人可用于养生保健。

金锁补真丹

【来源】

明代朱橚、滕硕、刘醇等著《普济方》引《德生堂方》。

【组成】

川续断、川独活、谷精草、黄精草各五分，莲花蕊一两（干用），鸡头粉一两（煮熟用），鹿角霜一两，金樱子五两（去皮尖）。

【用法】

上为细末，次将金樱子捶碎，用水三升，煮至一升，去滓，银石器内用慢火熬至成膏，和匀，将药末为丸，如梧桐子大。每温酒送下。

【功用】

补肾固精。

【主治】

肾气不固，精关不固，梦遗白浊，腰膝酸软，耳鸣耳聋，神疲乏力。

【证治机理】

本证由先天禀赋不足，或后天失养，房劳过度，久病伤肾，耗伤肾气所致。肾者主蛰，封藏之本，肾气不足，封藏失职，精关不固，故梦遗白浊；腰为肾之府，肾气不足，腰府失养则腰膝酸软，耳鸣耳聋；肾气亏虚，故神疲乏力。

【方解】

续断补益肝肾，续筋疗伤，温通血脉；独活祛风胜湿，散寒止痛；谷精草祛风散热，明目退翳；黄精草补中益气，润心肺，强筋骨；莲花蕊活血止血，祛湿消风；鸡头粉养肝益肾，宣阳助阴通络；鹿角霜行血消肿，益肾；金樱子固精涩肠，缩尿止泻。诸药合用，有补益肝肾、固精止遗之效。本方固精关，为肾虚遗精者而设，故名"金锁补真"。

【配伍特点】

涩中寓补，标本兼顾。重在固精，兼顾补肾。

【运用】

本方为治疗肾气不固、精关不固之方，以梦遗白浊、腰膝酸软、耳鸣、耳聋为辨证要点。

神效地黄散

【来源】

明代朱棣、滕硕、刘醇等著《普济方》引《杨氏家藏方》。

【组成】

熟地黄五两，丁香一两，肉苁蓉二两（酒浸），蛇床子二两，枣子三两，黄精二两半，菟丝子、木香各半两，远志二两，白茯苓二两，蛤蚧三两（一对），人参一两，川楝子一两（炒），青盐一两（炒），茴香二两三钱。

【用法】

上为末，炼蜜为丸，如梧桐子大。每服空心温酒送下。

【功用】

补益肾脏，温肾助阳。

【主治】

男子肾脏虚损，阳事不举，腰膝酸软，遗精滑精，阳痿早泄。

【证治机理】

本证由素体阳虚、久病伤阳，或房劳太过所致。肾阳不足，阳气虚弱，命门火衰，则阳事不举，阳痿早泄；肾阳不足，腰部失于温养，则腰膝酸软；肾阳不足，精液失于固摄，则遗精滑精。

【方解】

熟地黄滋补肾阴，填精益髓；肉苁蓉补肾益精，润燥滑肠；丁香、蛇床子杀虫止痒，温肾助阳；菟丝子补益肝肾，固精缩尿；黄精补中益气，润心肺，强筋壮骨；人参健脾益智；远志消肿祛痰，安神益智；蛤蚧补肺益肾，纳气定喘，助阳益精；川楝子、木香疏肝理气，行气止痛；青盐味咸，引药入肾；茴香温补脾胃，温肾暖肝，散寒止痛。诸药配伍，共奏温肾助阳之功。

【配伍特点】

本方以温补肾阳为主，同时兼顾补脾益肺，行气止痛。扶正祛邪兼施，以扶正为主。

【运用】

本方为治疗男子肾脏虚损、阳事不举之方。以腰膝酸软、遗精滑精、阳痿早泄为辨证要点。精气亏虚，未老先衰，须发早白者亦可服用。

【宜忌】

阴虚血少、肝阳上亢者慎用。

四、阴阳双补剂

地黄汤

【来源】

北宋太医院著《圣济总录》。

【组成】

熟地黄二两，黄芪（锉）、桂心（去粗皮）、甘草（炙）、当归（切，焙）各三两，白芍、黄精（焙干）、黄芩（去黑心）各一两，麦冬（去心，焙）五两。

【用法】

上为粗末。每服三钱，水一盏，加生姜半分（拍碎），大枣两枚（去核），煎至六分，去滓，空腹温服，日午、夜卧再服。

【功用】

补虚益气。

【主治】

肾不纳气证。症见虚劳少气，行动喘促，小便过多，舌淡苔白，脉沉细。

【证治机理】

本证由久病咳喘、肺病及肾，或年老肾亏、劳伤太过所致。肺为气之主，司宣发肃降，肾为气之根，主摄纳肺吸入之清气。咳喘久延不愈，累及于肾，肾虚不纳气，气不归元，故呼多吸少，动则喘促；肾司二便，肾气亏虚，固摄无权，膀胱失约，则小便频数。舌淡苔白、脉沉细为肾气虚之象。

【方解】

方中熟地黄滋补肾阴，为壮水之主药；黄芪益气；黄精益气养阴；肉桂补火助阳，温通经脉；当归、白芍养血；麦冬滋阴润肺，益胃生津；黄芩清热燥湿；炙甘草补脾益气，调和诸药。

【配伍特点】

补益肾气，兼滋阴养血，阴阳双补。

【运用】

本方为治疗肾虚不纳气证之方。以虚劳少气、行动喘促、小便过多为辨证要点。

松花膏

【来源】

金代刘元素著《宣明论》。

【组成】

防风、干姜、野菊花、芫花、枸杞子、甘草、苍术、黄精。

【用法】

上为末，取黄精根，熬成膏子，和药末为丸，如弹子大。每服细嚼一丸，冷水化下，临卧不吃夜饭，服药一粒。

【功效】

益气健脾，祛痰止嗽。

【主治】

劳嗽经久，一切痰涎肺积喘嗽。

【证治机理】

本证由内伤杂病、久病耗伤，或肺脾不足所致。脾为生痰之源，肺为贮痰之器。由于脾肺气虚，水湿停聚，肺主气司呼吸，肺之宣发肃降失常，故有咳嗽痰多。病久成劳嗽，导致人体虚损，痰涎积聚肺中而喘嗽。

【方解】

方中防风发表祛风，胜湿止痛；干姜发表散寒，止呕开痰；野菊花疏风清热，消肿解毒；芫花涤痰止咳；黄精补中益气，润心肺，强筋骨；枸杞子滋补肝肾，益精养血，明目消翳，润肺止咳；甘草和中缓急，润肺解毒，调和诸药；苍术健脾燥湿，解郁辟秽。

【配伍特点】

重在利水涤痰，佐以健脾补肺，脾肺同治。

【运用】

本方为治疗劳嗽经久、痰涎肺积喘嗽之方。以病久成劳、咳嗽痰多为辨证要点。

五子丸

【来源】

宋代魏岘著《魏氏家藏方》。

【组成】

覆盆子，杜仲（去皮，姜制，炒去丝），菟丝子（淘净，酒浸，研成饼），巴戟天（去心），枸杞子，远志（去心），五味子（去枝），茯神（去木），肉苁蓉（酒浸，去土），当归（酒浸，去芦），山茱萸（去核），牛膝（酒浸，去芦）干山药，萆薢，熟干地黄（洗），黄精、破故纸（炒）各二两，青盐（别研）、柏子仁（别研）各二两，石菖蒲一两（去须）。

【用法】

上为细末，炼蜜为丸，如梧桐子大。每服三五十丸，空心温酒、盐汤送下。

【功用】

固心肾，补元气。

【主治】

心肾阳虚证。症见心悸怔忡，腰膝酸软，形寒肢冷，头晕耳鸣，神疲乏力，唇甲青紫，舌淡暗或青紫，苔白，脉沉弱。

【证治机理】

本证由久病不愈，或劳倦内伤所致。心阳不足，鼓动无力，血行瘀滞，故心悸怔忡，唇甲青紫；阳虚不能温煦，故形寒肢冷；肾虚精髓不足，脑失所养，故头晕耳鸣，神疲乏力。舌淡暗或青紫，为血行不畅之象；苔白滑、脉沉弱为肾阳虚之象。

【方解】

方中覆盆子、杜仲、牛膝、枸杞子、山茱萸补益肝肾；菟丝子、巴戟天、肉苁蓉、补骨脂温肾壮阳；黄精、山药健脾固肾；茯神、远志、柏子仁、五味子宁心安神；熟地黄滋阴补血；当归补血活血；石菖蒲理气活血；萆薢祛风湿，强筋骨；青盐味咸，引药入肾。

【配伍特点】

心肾同补，壮阳而不伤阴，补而不滞。

【运用】

本方为治疗心肾阳虚证之方。以心悸、腰膝酸软、形寒肢冷为辨证要点。

第七章　黄精的运用

一、黄精适宜的证候

辨证论治和整体观领是中医的主要特点，相比于西医学，辨证论治是中医学尤为突出的特点。中医学中的证包括证候、证名、证型等，其中证候"即证的外候，是指疾病过程中一定阶段的病位、病因、病性、病势等病机本质有机联系的反应状态，表现为临床可被观察到的症状等，一般由一组相对固定的、有内在联系的、能揭示疾病某一阶段或某一类型病变本质的症状和体征构成"。对于病变过程中某个阶段所表现的证候，通过辨证而确定病位、病性本质，并将其综合归纳而形成"证名"。证候是证的外在表现，证名是代表该证本质的名称。中医辨证有许多方法，包括八纲辨证、脏腑辨证、卫气营血辨证、三焦辨证、六经辨证等。黄精属于中药，需要在中医理论指导下使用，根据黄精的药性功效，其适宜的证候如下。

1. 气阴两虚证

气阴两虚证是指人体的元气和真阴两方面同时都出现不足，既有肺、脾、肾三脏元气亏损的症状，又有五脏津液内耗、营阴不足的阴虚热盛证候。从季节来看，本证好发于夏、秋两季，因暑夏炎热，易于耗气伤阴，秋燥伤肺，易于化热，灼伤气阴。

【证候特点】

神疲乏力，呼吸气短，食少，干咳少痰，口干咽痛，午后潮热，手足心热，舌偏红，苔少，脉细数无力。

【证候分析】

夏秋之令，气候炎热，若失于防范，温热之邪外侵，耗伤气阴，胃肠传导失司，可出现身热，神疲乏力，口干口渴，食少，午后潮热，尿少便结；或暑令炎热，热邪迫汗，易于耗伤气阴，可见身热，多汗，肢体倦怠，神疲乏力，口渴心烦；或秋令燥邪犯肺，燥邪化热灼伤肺胃，津液内耗，出现肺胃气阴两伤，症见身热不扬，气短喘促，干咳少痰，胃脘有灼热感，咽干口渴；或因素体虚弱，脾胃不足，思虑过度，耗伤心血，血虚而阴亏，症见心悸自汗，头晕目眩，面色苍白，手足心热，神疲乏力；若劳累过度，房事不节，肾之气阴两伤，可见腰酸耳鸣，小便余沥不尽，少腹坠胀，口干咽痛，五心烦热，舌淡红，苔少，脉细数无力。

【调理原则】

益气养阴生津。

【调理方法】

（1）日常调理　慎起居，避暑热、秋燥。清淡饮食，少食辛辣烟酒之品；清心寡欲，节制房事。

（2）运动调理　早晚适量活动增强体质，如散步、太极拳、保健操等，注意避免强烈运动。

（3）食疗药膳　如黄精猪肘煲、枸杞党参窝头、二参茶等。

（4）中药调治　如生脉散、天王补心丹等，具体应在临床医生指导下使用。

【黄精之妙】

黄精适用气阴两虚证主要体现以下几方面：①养肺阴，益肺气：黄精适用于肺气不足、肺阴亏虚的病证，如咳喘、自汗等，尤宜于肺阴虚之咳嗽。对于阴虚肺燥之干咳少痰，多单用熬膏服用，亦可与滋养肺肾、化痰止咳之品同用，如沙参、川贝母。②补益肾阴：治肺肾阴虚之劳嗽久咳，可单用，或与熟地黄、百部、天冬等同用。③补脾气，养脾阴：治疗脾胃气虚、倦怠乏力、食欲不振、脉象虚弱者。黄精有补土生金，补后天以养先天之效，适用于气阴两虚之面色萎黄、困倦乏力、口干食少、大便干燥等症。对于气阴两亏、内热津伤所致的消渴多饮、少气乏力、易饥消瘦等，常与红参、黄芪、葛根等同用。

2. 肾精不足证

肾精不足证是由于肾精亏损，表现以生殖功能低下、早衰为主症。多由先天发育不良、禀赋不足，或后天调摄失宜、房事过度，大病久病所致。另外，疾病康复中的患者也易出现肾精不足证。

【证候特点】

精神疲乏，头昏，头发脱落，或早生白发，牙齿动摇，耳鸣耳聋，健忘恍惚，腰膝酸软，动作迟缓，足痿无力，神情呆滞，性欲或功能下降，或精少经闭，尿频，便秘，舌淡，脉细弱。

【证候分析】

肾精不足，不能化气生血，精亏髓少，骨骼失养，则见成年人早衰。肾其华在发，精不足，则发不长、早生白发、易脱发；齿为骨之余，骨失精气之充养，故牙齿动摇；耳为肾窍，脑为髓海，精少髓亏，脑海空虚，故见耳鸣耳聋，健忘恍惚；精气充足则筋骨隆盛，动作矫健，精气亏损，则筋骨疲惫，腰膝酸软，动作迟缓，足痿无力；肾衰，脑部失充，则精神疲乏；肾主生殖，肾精不足，故性欲或功能下降，或经闭；肾开窍于二阴，主二便，肾精不足，二便传导失司，故二便失调。

【调理原则】

补肾填精。

【调理方法】

（1）日常调理　注意休息，劳逸结合。通过休闲活动减轻精神压力，释放不良情绪。均衡饮食，规律生活，护养脾胃，补充营养。

（2）运动调理　运动调整。适当运动以增强体质，如常打太极拳，宜在空气清新的公园内、树下、水边进行。每天做简易补肾体操：两足平行，足距同肩宽，目视正前方，两臂自然下垂，两掌贴于裤缝，手指自然张开；足跟提起，连续呼吸 9 次，足跟落地，吸气，慢慢曲膝下蹲，两手背逐渐转前，虎口对脚踝；手接近地面时，稍用力抓成拳（有抓物之意），吸足气，憋气，身体逐渐起立，两手下垂，逐渐握紧拳头，呼气，身体立正，两臂外拧，拳心向前，两肘从两侧挤压软肋，同时身体和脚跟部用力上提，提肛，呼吸。

（3）食疗药膳　宜食鹿肉、蜂王浆、猪肾、羊肾、羊睾丸、鸡睾丸、海参、鳗鱼、海马、黄牛肉、牛肝、猪脊髓、肉苁蓉、肉桂、制何首乌、熟地黄、女贞子、山药、山茱萸、黑芝麻、核桃仁、黄精、灵芝、冬虫夏草、鹿茸、鹿角胶、鹿鞭、蛤蚧、西洋参、人参等。

（4）中药调治　如六味地黄丸、河车大造丸等，具体应在临床医生指导下应用。

【黄精之妙】

北宋《圣济总录》记载："常服黄精能助气固精。"《中国药典》则明确指出黄精性甘味平，入脾、肺、肾经，具有补肾益精之功效，可用于肾虚精亏的头晕、乏力、腰膝酸软，须发早白等。

3. 肝肾阴虚证

肝肾阴虚证是指肝肾两脏阴液亏虚而致虚热内扰、阴不制阳、肝阳上亢所表现的证候。本证多由久病失调、房事不节、情志内伤等原因而引起。

【证候特点】

腰膝酸软，胁痛，耳鸣，遗精，眩晕，咽干口燥，失眠多梦，健忘，五心烦热，男子遗精，女子月经量少，舌红，少苔，脉细而数。

【证候分析】

肝肾同源，肝阴充足则下藏于肾，肾阴旺盛则上滋肝木。肝阴亏虚可下及肾阴，使肾阴不足；肾阴亏虚不能上荣肝木，而致肝阴亦虚；阴虚则阳亢，阴愈虚阳愈亢，故肝肾阴虚证以阴液亏少、虚阳偏亢为病变特点。阴液亏虚，肾府与筋脉失其濡养，故腰膝酸软无力；肝阴不足，肝脉失养，致胁部隐隐作痛；肾阴亏虚，水不涵木，肝阳上亢，则头晕目眩，耳鸣健忘；虚热内扰，心神不安，故失眠多梦；津不上润，则口燥咽干；阴虚生内热，热蒸于里故五心烦热；虚火上炎于面，则两颧发红；虚热内迫营阴，则盗汗；扰动精室，故见梦遗；虚热迫血妄行，可见女子月经量多；冲任隶属于肝肾，肝肾阴伤，冲任空虚，而经量减少；舌红、少苔、脉细数为阴虚内热之征。

【调理原则】

滋补肝肾，养阴强精。

【调理方法】

（1）日常调理　慎起居，避暑热；清心寡欲，节制房事；饮食清淡，少食辛辣之品，戒烟酒；调理情志，避免抑郁恼怒；劳逸适度，勿过劳伤阴。

（2）运动调理　适量活动，如散步、太极拳、保健操等，可增强体质；注意避免强烈运动，汗出过多而耗伤阴津。

（3）食疗药膳　如旱莲草大枣汤、山茱萸粥、桑椹蜜茶等可更换使用。

（4）中药调治　如杞菊地黄汤、左归饮等，具体应在临床医生指导下应用。

【黄精之妙】

中医学认为，肝肾阴液相互资生，肝阴充足，则下藏于肾，肾阴旺盛，则上滋肝木，故有"肝肾同源"之说。黄精能够滋补肝肾，固本培元，对肝肾阴虚所致的头晕目眩、头痛耳鸣、口苦咽干、腰膝疼软、脱发、白发等有效，与其他滋阴益肾、补血养肝之品合用，每获佳效。

4.气血亏虚证

气血亏虚证是因久病、年老耗伤气血，或先天不足，以及其他原因而导致的气血亏虚所表现的证候，常见于老年人、先天不足、大病或久病恢复期人群。

【证候特点】

心慌气短，不耐劳作，自行汗出，纳呆便溏，食后脘腹胀满，面色萎黄或苍白少华，心悸失眠，头晕目眩，少气懒言，神疲乏力，自汗，舌质淡嫩，脉细弱。

【证候分析】

本证以气虚、血虚并见为证候特点。心慌气短、少气懒言、神疲乏力、不耐劳作、自行汗出、脉弱等是气虚的主要表现。脾为气血生化之源，气血亏虚者，脾健运功能减弱，则表现为纳呆便溏，食后脘腹胀满。血不养心，则表现为心悸失眠。面色萎黄或苍白少华、头晕目眩、舌淡、脉细等是血虚的主要表现。

【调理原则】

补益气血，健运脾胃。

【调理方法】

（1）日常调理　健康的心理能有效地增强身体的免疫功能，激发生命活力。饮食有规律，不过饥过饱，勿过食膏粱厚味及辛辣刺激食物，每天保证大便通畅。

（2）运动调理　可适当地进行一些较柔缓的户外运动项目，如步行、慢跑、体操、太极拳、太极剑及传统舞等。同时，作息正常、不熬夜、睡眠充足等有助改善病情，使身体机能更有活力。

（3）中药调治　如八珍汤、十全大补汤、人参养荣汤加减等，具体应在临床医生的指导下应用。

【黄精之妙】

气血为维护人体正常功能之物质基础，气可以推动血液运行，血可以运载气，气血相互滋生，气虚则血少、血少则气虚。久病伤气耗血，而致气血双亏。而脾为气血生化之源，气血不足，责之于脾，治疗时亦多从健脾入手。

二、黄精适宜的人群

黄精具有补气养阴、健脾、润肺、益肾的功效，主治阴虚肺燥、干咳少痰、肺肾阴虚、脾胃虚弱、肾精亏虚、内热消渴等。现代研究表明，黄精具有增强人体免疫力、抗结核杆菌、降血糖、降血脂、抗疲劳、延缓衰老、提高记忆力、抑制多种致病性真菌等作用。黄精的适宜人群如下。

1. 肺结核人群

【相关概念】

肺结核，是由结核杆菌引起的慢性肺部感染性疾病，咳嗽、胸痛、咯血、潮热、盗汗、消瘦为其主要临床特征，属中医学"肺痨""痨瘵""肺疳"等范畴。

【人群特点】

免疫力较差的人（如老人、糖尿病、艾滋病、营养不良等人群），容易受到结核杆菌感染。大部分感染结核菌的人因为身体有足够的抵抗力，会自然痊愈而一生不发病，但少部分受到结核菌感染的人，在身体抵抗力较差时，潜伏在体内的结核菌会开始活动繁殖。通常而言，肺结核人群的典型症状是持续咳嗽、咳痰、咯血、午后潮热、消瘦等。

【辨证施养】

肺痨应首辨病变之脏器，次辨虚损之性质，还要辨夹火、夹痰、夹瘀之不同。治疗当以补虚培元和抗结核杀虫为原则，尤需重视补虚培元，增强正气，以提高抗病能力。调补脏器重点在肺，并应注意脏腑整体关系，同时补益脾肾。治疗方法应根据"主乎阴虚"的病理特点，以滋阴为主，兼以降火。

【黄精之妙】

黄精既可益肺气，又能养肺阴，适用于肺气不足、肺阴亏虚的病证，如咳喘、自汗等，尤宜于肺阴虚之咳嗽。对于阴虚肺燥干咳少痰、肺肾阴虚之劳嗽久均适用。

2. 糖尿病人群

【相关概念】

糖尿病是一组以高血糖为特征的代谢性疾病，属中医学"消渴"范畴。高血糖则是由于胰岛素分泌缺陷或其生物作用受损，或两者兼有引起。长期存在的高血糖，导致各种组织，特别是眼、肾、心脏、血管、神经的慢性损害。

【人群特点】

糖尿病起病缓慢，病程漫长。本病以多尿、多饮、多食、倦怠乏力、形体消瘦为证候特征。患者"三多"症状的显著程度有较大的差别。很多糖尿病患者在最初数年间不会出现病症，还可以在较长时间内表现为形体肥胖，一般在常规体检中才被诊断。

【辨证施养】

糖尿病中医病机主要在于阴津亏损、燥热偏盛，以阴虚为本，燥热为标。一般初病以燥热为主，继则两者并见，晚期以气阴两虚为主，治法立足于清热生津、益气养阴。

【黄精之妙】

黄精入脾、肺、肾三经，既滋补阴液之不足，又补气血之虚损，具有滋阴润燥、清热养阴的功效。《中华本草》《中药大辞典》《中国药典》均记载其可主治气阴两虚之消渴。现代研究表明，黄精皂苷提取物降血糖效果显著。

3. 原发性高血压病人群

【相关概念】

原发性高血压病是指以体循环动脉血压（收缩压和／或舒张压）增高为主要特征（收缩压 ≥ 140mmHg，舒张压 ≥ 90mmHg），可伴有心、脑、肾等器官的功能或器质性损害的临床综合征。高血压是最常见的慢性病，也是心脑血管疾病最主要的危险因素。高血压人群泛指血压水平长期增高的人群。

【人群特点】

高血压人群的症状因人而异。早期可能无症状或症状不明显，常见头晕、头痛、颈项板紧、疲劳、心悸等表现，在劳累、精神紧张、情绪波动后发生血压升高，并在休息后恢复正常。随着病程延长，血压持续升高，逐渐出现各种症状。高血压的症状与血压水平有一定关联，多数症状在紧张或劳累后可加重，清晨活动后血压可迅速升高，出现清晨高血压，导致心脑血管事件多发生在清晨。

【辨证施养】

原发性高血压病初起时与肝脾相关，继而影响到心肾，最终导致心、肝、脾、肾俱损。病理变化主要是心、肝、脾、肾的气血阴阳失调，病理因素不外乎风、火、痰、瘀、虚，属于本虚标实证。

【黄精之妙】

黄精具有滋补肝肾、固本培元的作用，对肝肾阴虚型高血压具有一定的防治作用。如临床将黄精、车前草、夏枯草、豨莶草和益母草配伍使用并联合使用缬沙坦，从而发挥滋阴补阳、清肝火、健脾润肺、散结消肿的功效。

4.早衰综合征人群

【相关概念】

所谓"早衰综合征"，简称"早衰"，是指由于各种原因、中壮年人过早地出现生理上衰老、体质上衰退和心理上衰弱的现象。由于在身心两方面都存在未老早衰的多种征象，真正病理机制尚未明确，所以称为"早衰综合征"。

【人群特点】

早衰综合征的特点可表现为以下几个方面：一是生理上衰老，表现为视力过早衰退、注意力难以集中、记忆力下降、体力不支、食欲很差、睡眠的质量很差等；二是体质上衰退，表现为头发秃脱，白发斑斑或色泽无光，皮肤皱纹满布、消瘦、疲乏无力。经常伤风感冒，发高热肺炎；三是心理上衰弱，表现为经常感到精力不足，心理性疲劳非常多见。

【辨证施养】

中医学认为，人体的衰老与肾、脾的关系密切。肾为先天之本，人体的生长壮老过程与肾气的盛衰密切相关。肾虚时人体元气不足，身体功能减退，女性多表现在面部。如果面容苍白多半为肾阳虚，还会伴有腰膝酸冷、四肢发凉、精神疲惫、浑身无力、不孕、性欲减退、便不成形或尿频等；脾为后天之本，主运化水谷精微，若脾胃功能由盛转衰，人体的衰老则从此开始。作为先后天之本，肾虚与脾虚都可加速人体衰老，且两者相互影响。因此对早衰综合征人群的治疗，以补脾肾为主。

【黄精之妙】

黄精味甘，性平，主归肺、脾、肾三脏，为气阴双补之品。现代研究发现，复方黄精（黄精、黄芪、茯苓、枸杞子、鹿茸、当归等）、复方红景天口服液（红景天、枸杞、黄精）、复方党参多糖提取液（党参、茯苓、黄精）等药具有抗衰老作用。

5. 神经衰弱人群

【相关概念】

神经衰弱是指由于长期处于紧张和压力下，出现精神易兴奋和脑力易疲乏现象，常见症状有乏力和容易疲劳；注意力难于集中，失眠，记忆不佳，常忘事，不论进行脑力或体力活动，稍久即感疲乏；对刺激过度敏感，如对声，光刺激或细微的躯体不适特别敏感。

【人群特点】

任何年龄阶段的人群皆有可能成为神经衰弱人群。从生长发育环境、幼年经历看，缺乏母爱、缺乏安全感，经受过重大分离性焦虑者易成为神经衰弱人群。家庭关系松散、危机四伏、缺少亲情，甚至家庭破裂的单亲家庭成长起来的孩子易成为神经衰弱人群。从职业特点看，从事高度紧张工作、心理压力较大的职业的人和脑力劳动者易成为神经衰弱人群。从生活阶段上看，青春期、婚恋期或涉及升学、恋爱、升迁、人际关系紧张等生活环境或处于重大转折时期易成为神经衰弱人群。而神经衰弱人群主要有易烦恼、易激惹、易疲劳、易紧张四大特点。

【辨证施养】

神经衰弱属中医学"郁病""失眠""虚劳""心悸"等范畴，多以阴阳失调立论。中医学认为，本病可分为以下几型：心脾两虚型；痰热内扰型；肾阴不足、精关不固型；肾阳不足、精关不固型；阴虚阳亢型；心肾不交型等。

【黄精之妙】

黄精入肾、脾、肺三经，具有补肾益精、滋阴润燥功效，可以补气滋阴养血。黄精还可缓解失眠多梦的症状，具有改善睡眠的作用。因此神经衰弱人群，可服用含有黄精的制品，取其补肝肾、益精血之功。

6.性生殖功能低下人群

【相关概念】

生育力又称为繁殖力、生殖力，用于表示动物生殖功能的强弱和生育后代的能力。低生育力人群就是泛指生育后代能力低下的适龄人群。

【人群特点】

低生育力人群最显著的表现就是生育能力低下。由于不当的生活方式、负面发精神情绪及先天因素影响，男性主要表现在无精、少精、弱精、生育能力低下；女性主要表现月经不调、闭经、月经稀少甚至卵巢功能早衰。

【辨证施养】

中医学认为，生育能力与天癸密切相关。天癸是肾中精气充盈到一定程度时产生的具有促进人体生殖器官成熟、维持生殖功能的物质。男子肾亏精冷，性欲减退，女子精血亏虚，皆表现为生育力低下。

【黄精之妙】

黄精归肾经，补诸虚，填精髓，自古以来就是补肾佳品。现代研究也表明，黄精对少弱精子症有明显的治疗作用，对精子密度、精子活率及精子活力等都有明显的改善。

7. 其他人群

除以上几类人群外，现代研究表明黄精中含有的甾体皂苷类成分具有抗菌消炎的功效，可用于患慢性复发性皮肤病如神经性皮炎、痤疮、黄褐斑、银屑病、手足癣等疾病等人群。如以黄精配伍藿香、生大黄、明矾、白醋，浸煮冷却后清洗患处可以治疗手足癣；黄精制剂联合塞来昔布胶囊，可以更好地缓解膝关节疼痛的症状并改善膝关节功能。

三、黄精适宜的体质

1. 阴虚质

【体质特征】

处于阴虚质的人群常表现为形体消瘦，皮肤弹性差，毛发枯焦；或可出现口干舌燥，口渴咽干，眩晕耳鸣，大便秘结，小便短赤；或五心烦热，盗汗，腰膝酸软，性格急躁，情绪亢奋；男子可伴有遗精，女子可出现月经量少，甚则出现鼻衄等症。多数可出现舌质红，苔少，脉细，有时可见胁痛眼涩，视物模糊，心悸健忘失眠多，干咳少痰，咽痛音哑，饥不欲食。

【形成原因】

阴虚质的形成原因较为复杂，与先天遗传和后天不良习惯有关。后天的不良习惯如经常损及阴液，则易出现阴虚，如经常熬夜，喜嗜辛辣，或常服助热利湿的方药，长期处于炎热环境汗出过多，过常犯手淫、房事过度等，均可损及阴液，而致阴虚。

【调理原则】

阴虚质的人宜于滋阴补精，应在补阴药、补血药、清虚热药中选择，宜甘温或甘寒，忌用辛燥耗液之品。

【调理方法】

（1）生活方式　调摄修身养性，学习调节自我情绪，避免心情抑郁，保持心绪平稳。保持劳逸适度，避免熬夜。平时忌服助热利湿方药，少食辛辣之品。

（2）饮食调治　饮食应遵循保阴潜阳的原则，宜多食芝麻、精米、蜂蜜、乳品、甘蔗、蔬菜、豆腐、鱼类等清淡滋阴之品，少吃葱、姜、蒜、辣椒等辛辣燥烈之品。

（3）中医药调治　可采用按摩方法，主要在肝经、肾经循经部位按摩。

【黄精之妙】

阴虚质形成原因虽复杂，但治疗主要在于补益阴液。由于肾为先天之本，因此五脏所出现的阴虚表现多数可能与肾阴不足有关。黄精性平、质润，对于人体阴液尤有补益之功。

2. 血虚质

【体质特征】

此种状态多出现面色苍白或萎黄，头发枯黄，唇色及指甲淡白变软、易裂；或伴起床或起立过快时，易出现头昏眼花，劳累易头痛；或心慌，健忘，失眠多梦；或手足发麻，冬季皮肤干燥瘙痒；或怕冷不怕热；女性月经减少或延迟；舌质淡，脉细无力。

【形成原因】

血虚体质的形成，主要因血液生成不足和损耗过多导致先天因素，如遗传、孕育时营养失衡等，或与失血过多有关，如患有痔疮、月经过多等慢性失血性疾病，或外伤、手术、分娩等急性失血过多后。此外，还与饮食过少、节食、嗜食偏食、长期服用减肥药物等有关。

【调理原则】

调理脾胃，补益气血。脾胃为气血生化之源，补血当先调脾。此外，气能生血，气能行血，故补血的同时还应补气。

【调理方法】

（1）生活方式调摄　戒烟，少饮酒，多喝水；平时起床站立，动作要稍慢些，避免大脑供血不足而引起头晕目眩，甚至晕厥；注意劳逸结合，保证充足的睡眠，避免用脑过度；心态平和，避免剧烈的情绪波动和长期情绪抑郁。

（2）饮食调治　平素可多食一些有补血生血作用的食物，如动物肝脏、鸡鸭血、牛奶、鸡蛋黄、瘦肉、各种鱼类、豆制品、鹌鹑、海参、虾、花生、大枣、桂圆、枸杞子、桑葚、菠菜、胡萝卜等各种深绿色蔬菜和红色蔬菜，樱桃、水蜜桃、苹果、荔枝、葡萄等。

（3）中医药调治　可服当归补血汤、四物汤、归脾汤等。若血虚兼便秘者，加何首乌、瓜蒌；血虚体质兼血瘀应活血补血同用，如用黄芪、桂枝加四物汤，桃仁、红花、丹参、银杏叶加四物汤等。可艾灸关元、气海、足三里、三阴交等穴位，每次灸 20 ～ 30 分钟。

【黄精之妙】

中医学认为，血是人体重要的物质，血虚患者多表现出脾系症状，治疗时亦多从健脾入手。黄精正是补脾、健脾的妙药。

3. 特禀质

【体质特征】

此类人群特征常有先天缺陷，或有和遗传相关疾病的表现。如先天性、遗传性的生理缺陷，先天性、遗传性疾病，过敏性疾病，原发性免疫缺陷等。若为过敏体质者，常表现为对季节气候适应能力差，皮肤易出现划痕，易形成风团、瘾疹等，易患花粉症、哮喘等，并易引发宿疾及药物过敏。

【形成原因】

特禀质的形成主要与先天和遗传因素有关，但临床表现主要与环境因素有关，如环境中存在过敏原如油漆、药物、染料、寄生虫、植物花粉等，部分特禀质者对某些食物过敏。

【调理原则】

对于先天性、遗传性疾病，或生理缺陷，一般无特殊调治方法，或从亲代调治，防止疾病的遗传。特禀质应益气固表，或凉血消风。

【调理方法】

（1）生活方式调摄　注意环境卫生，无论冬夏都要注意室内定时通风换气，保持室内的空气流通。同时，避免受寒或冷风侵袭，少去人多、空气混浊的场所。被子、毛毯和地毯应经常在阳光下晾晒，减少尘螨的产生。在生活中密切注意可能引起过敏的物品，尽可能找到并去除过敏原。适当加强身体锻炼，运动时要顺应四时变化，以适寒温。

（2）饮食调治　避免食用容易致敏和刺激的食物，包括冰冷、油腻、辛辣刺激的食品，以及虾、蟹等咸寒食品。过敏原若是食物，应尽量禁食该种食物。含维生素的食物对于维持血管的正常功能有重要作用，故应多进食含维生素丰富的新鲜蔬菜、水果，特别是绿叶蔬菜、青椒、柑、橘、鲜枣、猕猴桃、梨等。适当补充高蛋白膳食，如瘦肉、动物肝脏、蛋及豆制品等。注意鱼、虾、蟹、蛋、奶等动物性食物，以及蚕豆、菠萝等植物性食物，如果这些食物引起过敏，应逐一加以排除，并调剂食用动物性优质蛋白质和豆制品。

（3）中医药调治　根据特禀质的特征表现，进行辨证施养。

【黄精适宜分析】

特禀质的形成与患者免疫力紊乱、慢性炎症有关。现代研究表明，黄精可以调节人体免疫力，有一定抗炎活性。黄精多糖显著提升了巨噬细胞的活性氧成分、体外抗体细胞数、血清凝集效价，从而阻止人体免疫功能的降低。在特禀质人群的日常保健中，可以适量黄精泡水代茶饮或服用黄精膏方以起到增强免疫力的作用。

四、黄精适宜的亚健康状态

1. 耳鸣

耳鸣是指无外界声源刺激，耳内或头部主观上有声音感觉，是一种症状而不是一种独立的疾病，也非相关疾病如耳蜗微循环病变、听神经损害、脑动脉硬化、糖尿病等引起的耳鸣本症多见于中老年人。耳鸣常是早期听力损伤的暗示或先兆可能发展成为耳聋。耳鸣的中医病机主要为肾虚髓海不足。

【判断依据】

（1）以耳鸣为主要症状，可表现为蝉鸣、蚊叫、铃声等，亦可有轰鸣等情况，持续两周以上。

（2）使人们的生活质量和心理均有不同程度的影响，出现明显的烦躁、苦恼、睡眠障碍、精神紧张、生活乐趣缺乏、焦虑、抑郁等。

（3）应排除引起耳鸣的全身性疾病或局部病变，如高血压、低血压、动脉硬化、高血脂糖尿病的小血管并发症、微小血栓、颈椎病、神经脱髓鞘病变、听神经瘤、药物中毒、中耳炎等。环境干扰因素亦应排除，如过量饮咖啡、浓茶、红酒及一些酒精饮料，以及过量进食奶酪、巧克力等。

【发生原因】

（1）长期不良生活习惯　经常过量饮用咖啡、浓茶，或吸烟、饮酒。

（2）身体状况不良　经常劳倦，耗损肾气，日久致肾阴亏虚；或年龄增长，肾阳渐衰。

（3）处于不良生活环境　长期、持续的噪音环境，或兼环境空气不流通。

（4）营养失衡　饮食偏嗜致铁、锌等微量元素不足。

（5）心理压力过大　遭遇不良心理刺激。

【调理方法】

（1）生活方式调摄　培养良好的生活习惯，按时作息，保证充足的睡眠；规律、科学地进行运动；避免过度劳累；改善工作、生活环境，避免暴露于强声或噪音环境中，保持环境空气流通。

（2）饮食调治　不饮浓茶，尽量避免摄入一些刺激性的物质，戒烟、戒酒；多食含维生素及铁、锌等微量元素多的蔬菜、食物如黑芝麻、植物油、紫菜、海带、黑木耳、韭菜、黑糯米、牡蛎、动物肝脏、粗粮、干豆类、坚果类、蛋、肉、鱼等。

【黄精之妙】

耳鸣多见于中老年人，中医学认为其与肝肾不足有密切关系。人到老年，肾中精气逐渐衰退，故听力每多减退，多数人听力衰退之前均会表现出耳鸣。因此调治亚健康状态的耳鸣，非常重要的是补肾益髓。

2. 头晕

头晕是一种对空间移动或空间迷失的感觉，这种感觉可能是头部的感觉，也可能是身体的感觉，或两者皆有，多数描述为整天昏昏沉沉、注意力不集中，可伴头痛、失眠、健忘、低热、肌肉关节疼痛和多种神经精神症状。其基本特征为休息后不能缓解、理化检查无器质性病变，给头晕患者的生活、工作造成了一定的影响。头晕的病机主要是气血亏虚、肝阳上亢等。

【判断依据】

（1）以对空间移动或空间迷失的感觉为主要症状，可有头痛、失眠、健忘、耳鸣、呕吐、心慌等表现，且超过两周以上。

（2）影响人们的生活质量，出现明显的烦躁、焦虑等。

（3）应排除引起头晕的全身性疾病或局部病变如高血压、低血压、冠心病、动脉硬化、颈椎病、急性脑血管意外、药物过敏、贫血、甲亢、鼻窦炎、中耳炎、梅尼埃病、听神经瘤、嗜铬细胞瘤、感染、中毒、脑外伤后神经症反应及精神疾病等疾患。

【发生原因】

（1）不良生活方式　长期睡懒觉、躺着看电视、长期熬夜。

（2）身体状况不良　长期过度疲劳、经常失眠致气血两虚；长期情绪低落或心理压力大，如工作紧张、精神压力增高等引起肝气郁结、久郁化火出现肝火上炎。

（3）长期身体姿势不良　长期处于某些特定姿势，如长时间伏案工作、久视电脑。

（4）年龄增大　颈椎退行性病变及颈椎周围组织发生功能性或器质性变化等。

（5）饮食结构不合理　常吃高脂肪、高胆固醇的食物或过度节食，致身体消瘦、长期低血糖或肥胖等。

【调理原则】

去除可以引起头晕的因素，合理饮食，纠正不良生活习惯，改善神经系统功能，进行自我心理调节。严重者根据个体情况进行辨证调理以缓解头晕症状。

【调理方法】

（1）生活方式调摄　戒烟，按时作息，避免劳累、熬夜，保证充足的睡眠，生活有规律；要合理膳食，多吃蔬菜水果，忌生冷、油腻、过咸、过辣、过酸的食物，有动脉粥样硬化倾向者尤其忌食动物内脏。

（2）饮食调治　营养均衡，多食豆芽、瓜类、黑木耳、芹菜、荸荠、大豆、牛奶、鱼、虾等。

（3）西药对症治疗　如地西泮可抑制中枢对前庭刺激的反应，对一些慢性头晕有效。

（4）心理调节　减少负性心理暗示，避免紧张、焦虑情绪，减轻精神压力。必要时寻求心理治疗，经临床相关检查无器质性病变而出现头晕者可咨询心理医生，了解其产生症状的原因，通过心理治疗帮助减轻头晕的症状。

【黄精之妙】

头晕多数与气阴两虚、肝阳上亢有关，其中气阴亏虚多有肾气不足、肝肾阴虚，肝阳上亢亦与肝阴不足有关。因此在调理头晕时，调补肝肾是重要方向。

3. 夜尿多

夜尿多，是指夜间排尿次数和量均增多（夜间尿量≥24小时尿量的35%），或每夜排尿≥2次，但24小时尿的总量并不增多。亚健康状态的夜尿多不包括各种疾病如高血压、糖尿病、前列腺增生、慢性肾小球肾炎、肾盂肾炎等引起的夜尿增多。夜尿多的中医病机主要是肾阳不足、肾气亏虚。

【判断依据】

（1）以夜尿多为主要症状，夜间尿量≥24小时尿量的35%，或每晚排尿两次以上者，每年出现夜尿增多的时间超过75天。

（2）严重干扰睡眠，影响生活质量和身心健康，给生活带来不便。

（3）应排除引起夜尿增多的各种疾病如泌尿系统疾病（下尿路手术史、膀胱炎症、结石慢性肾炎等）、内分泌及代谢性疾病（尿崩症、前列腺疾病等）、心血管系统疾病（充血性力衰竭），还应排除药物（利尿剂）所致的尿频。

【发生原因】

（1）遭遇重大事件　如家族主要成员突然意外；或长期精神负担重，引起心理压力大出现精神紧张、焦虑、恐惧、失眠等。

（2）躯体状况不良　如消瘦，过度限制脂质摄入等。

（3）特殊生活习惯　如睡前饮用浓茶、咖啡、大量水等。

（4）妇女多胎多产　耗伤肾气，引起肾气亏虚；或年龄增长，肾气不足，肾阳亏虚。

【调理原则】

去除引起夜尿多的因素，进行自我调节，辨证调理，以改善夜尿多的状况。

【调理方法】

（1）生活方式调摄　改变特殊生活习惯，睡前不饮浓茶、咖啡等，睡前排空残尿；按时作息，保证充足的睡眠充足；均衡饮食，避免过度限制脂质摄入。

（2）心理调节　减轻精神负担，通过散步、打太极拳、垂钓等方式缓解心理压力；也可进行心理辅导，寻求心理支持。

【黄精之妙】

夜尿多与与尿液的生成和排泄异常有关。尿液生成是津液代谢的一个重要环节，与肺、脾、肝有密切的关系。《金匮要略》曰："肺痿吐涎沫而不咳者，其人不渴，必遗尿，小便数，所以然者，以上虚不能治下故也。"肺主治节，通调水道，若肺气虚冷，不能制约下焦，夜间虚冷益甚，则可见夜尿增多。《格致余论》曰："主闭藏者肾也，司疏泄者肝也。"若肝阳亢盛；或肝亏虚，阴不制阳，虚火内炎；或肝气郁而化热，而致肝疏泄太过，涉及水津，即肝之疏泄胜于肾之封藏，则肾主水无权而水液失调，即可见夜尿频数。夜尿病亦可能与尿液的排泄有异相关。尿液的排泄，是膀胱生理功能的体现，依赖于肾阴封藏与肾阳推动作用的平衡，肾气蒸化与固摄作用的协调。《诸病源候论》曰："肾气下通于阴，腑既虚寒，不能温其脏，故小便白而多。其至夜尿偏甚者，则内阴气生也。"即体内阴寒较胜者，肾与膀胱阳气虚衰更甚，在"小便白而多"的基础上可见夜尿频数，小便清长。若肾阴不足，相火偏亢，虚火内炎，热扰膀胱，则水液不宁；夜间阳收于内，更助虚热，故夜间小便频数而单次尿量较少。若肾气虚衰，蒸化作用减弱，水液则直入膀胱形成尿液，加之夜晚阴气主时，人体活动减弱，肾与膀胱对水液之约束进一步降低，则可见肾气虚之夜尿增多。《素问·脉要精微论》曰："水泉不止者，是膀胱不藏也。"若膀胱受热邪扰动，则如《证治汇补》曰："遗尿又有挟热者，因膀胱火邪妄动，水不得宁，故不禁而频来。"

因此，夜尿多与肾气不足、肾阳亏虚或肝肾阴虚等有关。黄精作为益肾佳品，其性甘平，适当配伍则即可以滋肾阴，又可益肾阳。夜尿多尤见于老年人，《素问·阴阳应象大论》有"人年四十，阴气自半"之说。临床对夜尿多的人群，尤其是中老年群体，可予黄精配伍其他中药制成药膳食用。

4. 咽干

咽干是指咽部有干燥感，或自觉咽干灼热，发痒不适、微胀、微痛，此症状持续发生不超过半个月，并应排除各种疾病（如上呼吸道感染、鼻炎、各种咽炎等）导致的咽干。亚健康状态，阴虚质、湿热质和瘀血质较易发生咽干，通过适当的预防和护理可以避免咽干发生。

【判断依据】

（1）以咽部干燥为主要不适感，其他不适感均为继发，包括咽痛、哽咽、咽痒、咳痰黏稠、心烦等。

（2）上述咽部干燥情况持续3天以上，但不超过半个月。

【发生原因】

（1）**工作学习繁忙** 产生心理和精神的压力，导致情志不畅，肝气郁结。

（2）**不良生活习惯** 喜烟酒，以及辛辣刺激的食物等；说话过多过急、运动后张口呼吸等。

（3）**环境污染** 空气中有粉尘及有害气体；空调未清理、室内有异味、室内干热等。

（4）身体状况不良　全身因素造成体质下降，如贫血、便秘、下呼吸道慢性炎症、心血管疾病等引起体质下降。

（5）外受风热之邪或受风寒　郁久化热或燥热之邪耗伤津液，咽喉失于濡养而致咽干；或脾胃之热，上蒸于咽喉；或肝胆失于条达升发，郁而化火，上蒸于喉；或肺肾阴虚，阴不制阳，水火不济，相火妄动，以致咽干；或痰瘀互结于咽喉，气血不荣，咽喉失于濡养，均可导致咽干。

【调理原则】

去除引起咽干的因素，改善生活环境和生活习惯，调畅情志，均衡饮食，改善咽喉部功能；还应注重干预对象的体质类型等个性化因素，辨证调理。

【调理方法】

（1）生活方式调摄　保持心情舒畅，避免烦恼郁闷，学会面对压力；加强身体锻炼，增强体质，预防呼吸道感染。运动量要因人、因时而定，循序渐进。

（2）饮食调治　合理安排饮食，注意补水，宜多喝水、粥、豆浆，多吃梨、莲藕、荸荠、枸杞子、蜂蜜等润肺生津、养阴清燥之品；尽量少吃或不吃辣椒、葱、姜、蒜、胡椒等燥热之品；少吃油炸、肥的腻食物；少吸烟，少饮酒。

（3）改善环境　避免粉尘及有害气体的刺激，保持室内合适的温度和湿度、空气新鲜。可以使用空气加湿器调节空气的湿度，减少干燥。室内尽量保持温度为 18 ～ 25℃、湿度为 45% ～ 65%。

【黄精之妙】

中医学认为，咽干多为肺肾阴虚，亦可能为燥热、痰瘀等，治疗需兼顾标本，重养血滋阴润燥。黄精有健脾益气和滋阴润肺的功效，可以滋阴润咽，如系肺肾阴亏之咽干，可以长期服用黄精膏方。

5. 健忘

健忘是指经常遇事善忘，可伴注意力不集中、头昏脑胀、神疲乏力、心悸不寐、腰酸乏力等，此症状持续两周以上，应排除各种疾病（如抑郁症、精神分裂症、心功能不全等导致的记忆力减退）。亚健康状态，气虚质、血虚质、阳虚质、阴虚质及痰湿质较易产生健忘。

【判断依据】

（1）以记忆力减退为几乎唯一不适感，其他不适感均为继发。

（2）因健忘引起明显的苦恼，精神活动效率下降，影响工作学习。

【发生原因】

中医学认为，健忘与心、脾、肾、肝关系密切。健忘多因心脾亏损或肾精虚弱所致，或年迈气血亏虚，髓海空虚，精神不济，脑失所养所致。临床多与工作、学习竞争激烈，任务繁重，家务劳动繁多，思想压力大，精力往往不易集中有关。不良生活习惯，如不规律的生活时间（睡眠时间不固定、生活规律经常变更），以及活动过少，特别是脑力活动、集体活动、社交活动过少等有关。

【调理原则】

去除影响健忘的因素，调畅情志，养成良好的生活习惯；均衡饮食；气血阴阳平衡。

【调理方法】

（1）生活方式调摄　保持积极乐观的情绪，因为愉悦的心情利于神经系统与各器官、系统的协调统一，使人体的生理代谢处于最佳状态，从而反馈性地增强大脑细胞的活力，对提高记忆力有益；保证充足的睡眠，睡眠时脑部的血液供应相对增多，可为脑细胞提供足够的能量。

（2）饮食调治　多进食一些富含卵磷脂的食物。卵磷脂能增强脑部活力，延缓脑细胞老化。蛋黄、豆制品等含有丰富的卵磷脂。多食碱性和富含维生素的食物，如豆腐、豌豆、油菜、芹菜、莲藕、牛奶、白菜、卷心菜、萝卜、土豆、葡萄等。适当进食补益药食，如人参、枸杞子、核桃仁、桂圆、鳝鱼等。

（3）加强身体锻炼　体育运动能调节和改善大脑的兴奋与抑制过程，促进脑细胞代谢使大脑功能得以充分发挥，使整个人体保持比较旺盛的生机和活力。

（4）心理调节　增加社交活动。集体活动、社交活动可以互通信息，交换思想，交流感情，使人处于平和、轻松、友善的气氛中，利于消除紧张情绪，增强大脑的活力。

【黄精之妙】

健忘亦与脾肾密切相关。脑为髓海，为元神之府。人至中年，脏腑功能减退，年高阴气自半，肝肾亏虚，肾中精气不足，不能生髓，髓海空虚。如《灵枢·海论》记载："髓海不足，则脑转耳鸣，胫酸眩冒，目无所见，懈怠安卧。"此所谓"髓海"，即指大脑。汪昂《本草备要·辛夷》记载："吾乡金正希先生尝语余曰：人之记忆，皆在脑中。小儿善忘者，脑未满也；老人善忘者，脑渐空也。"其说明已经观察到人的记忆由脑所主，脑髓充盛对于认知功能发挥着重要作用。林珮琴《类证治裁·健忘》指出："人之神宅于心，心之精依于肾，而脑为元神之府，精髓之海，实记忆所凭也。"其明确指出了记忆与脑的关系。现代中医学亦多认为肾精亏虚、髓海不足为健忘的基本病机，而肝肾同源，肾为五脏六腑之本，肝木尤需肾水的滋涵，才不致上亢、化风，所以补肾重于养肝，具体用药选用滋肾为主，常佐以平肝之品，临床上在平补五脏的同时，需重视补益肝肾之阴，又不忽视温肾助的应用。

6. 牙齿松软

牙齿松软，是指自觉牙齿松动，外力拨弄牙齿不见动摇或仅见轻微动摇（活动范围在 1mm 以内），咀嚼食物时感觉软弱无力或疼痛的一种症状，可能伴有牙颈部遇酸、甜、冷、热刺激的不适感，不包括各种疾病（如牙槽骨折、牙周炎、急性根尖周炎、牙神经损伤等）所致的牙齿松软。在亚健康状态，多见于老年人及有肾虚倾向的人群。

【判断依据】

（1）以自觉牙齿松软为主要不适感，包括咬硬物无力、较软食物尚可，并伴有酸麻感。

（2）上述症状已持续一定时间（超过两周），但也可能不知道确切时间。

（3）不为任何全身疾病或口腔疾病的一种临床症状。

（4）应排除已诊断为以牙齿松软为症状的口腔科疾病如牙周炎、牙神经损伤、牙周变性等。

（5）牙齿松动非外界暴力所造成。

【发生原因】

牙齿松软形成的主要可能有几点：一是咬合不正常会导致松动，长期发展造成牙齿松软；二是神经末梢因为激素水平改变而较为敏感，或是精神紧张所造成的；三是老年人骨质流失，造成牙齿松软，或肾虚之体，精髓不足，筋骨失养，牙齿松软；四是气滞、寒凝造成血液运行不畅，牙齿失养；五是脾胃运化失常，气血亏虚，全身失养，进而牙齿松软。

【调理原则】

牙齿松软是一种自我感觉，与个体的身体状况、饮食情况、精神生活等密切相关。干预原则主要是调整身体的状态，改善生活习惯，避免食用干硬食物，调畅情志，综合干预，还应注意根据个体情况及年龄大小进行辨证调理。

【调理方法】

（1）生活方式调摄　确定或检查引起牙齿松软的身体原因，并予以针对性处理；培养良好的生活习惯，少吃零食；夜间睡前不要进食，以免食物残留，造成细菌大量繁殖，容易引起牙周炎及龋齿，长期发展则易导致牙齿松软；饭后、睡前漱口，保持口腔清洁，对不易去除的食物碎屑、软垢、菌斑，用牙线、牙签、牙刷清洁。

（2）饮食调治　饮食定时定量，全面均衡营养

（3）加强身体锻炼　提高人体的免疫力，增加营养，增强体质。

【黄精适宜分析】

中医学认为，齿为骨之余，肾主骨，故牙齿是否坚固，直接表现为肾气的盛衰。保养肾气，是保健固齿的治本之道。此外，牙齿亦与胃、大肠有一定关系。如胃的经脉入上齿中，大肠的经脉入下齿中，三焦的经筋

连接牙齿，故胃肠及三焦的湿热上蒸，皆可导致齿病。但与增龄有关的齿病，尤其是中老年人的牙齿松软与肾精不充关系更为密切。黄精可以补益肾精，却老抗衰，对中老年人的牙齿松动有一定益处。

7. 高脂血症前期

高脂血症前期是指血液中脂质过剩，但又达不到血脂异常的诊断标准的状态。根据《亚健康指南》中亚健康的定义及我国成人血脂异常防治指南修订联合委员会发布的《中国成人血脂异常防治指南》（2016年修订版）对成人血脂异常的诊断标准：高脂血症前期指总胆固醇（total cholesterol，TC）≥ 5.2 且 ≤ 6.2mmol/L；甘油三酯（triglyceride，TG）≥ 1.7mmol/L 且 < 2.3mmol/L；低密度脂蛋白（low-density lipoprotein cholesterol，LDL-C）≥ 3.4mmol/L 且 < 4.1mmol/L；高密度脂蛋白（high-density lipoprotein cholesterol，HDL-C）≥ 1.0mmol/L，以上指标应同时满足。

【判断依据】

（1）患者 TC ≥ 5.2 且 ≤ 6.2mmol/L；TG ≥ 1.7mmol/L 且 < 2.3mmol/L；LDL-C ≥ 3.4mmol/L 且 < 4.1mmol/L；HDL-C ≥ 1.0mmol/L，以上指标应同时满足。

（2）可以没有不适感，也可以出现胸腹憋闷，肢体麻木，走路时步履沉重，头部昏眩晕痛，视力模糊，耳鸣心悸，失眠多梦，腰酸背痛，面色苍白，少动懒言，胃口不佳，乏力，心悸怔忡，心前区偶有憋闷感，舌苔厚腻，脉象细弱或无力。

（3）部分患者在眼睑、肌腱、肘等部位可能见到凸起皮肤的黄色瘤。

（4）除外继发性高脂血症，如肾病综合征、痛风、急性或慢性肝病、糖尿病等所致的高脂血症，或由药物（吩噻嗪类、β受体阻滞剂、肾上腺皮质类固醇及某些避孕药等）引起的高脂血症，或正在使用肝素、甲状腺素干预或其他影响血脂代谢药物者及近1周内曾服用其他降血脂药者。

【调理原则】

通过调整饮食结构，改善生活方式，使血脂达到正常值。

【调理方法】

（1）生活方式调摄　绝对戒烟；每日饮酒以少于 25g，禁饮烈性酒；忌饮咖啡，提倡适量饮茶；避免精神紧张，防止用不健康的心理应付应激状态。

（2）饮食调治　限制脂肪，控制碳水化合物，适当限制胆固醇。需要限制食物总热量的摄入，保持正常的体重。饮食中增加富含纤维素的食物，少食各类高能量、高胆固醇和高脂肪的食物。适宜的烹调方法如炖、煨、蒸、煮、熬、凉拌，不宜采用焖、炒、炸、烧、烤等烹调方法。

（3）加强身体锻炼　一般宜采用中等强度的、长时间的、大肌群参与的运动，如步行、骑自行车、游泳、慢跑，活动量要达到最大耗氧量的 60%，以运动中不感到疲劳气短为度，每天运动的最佳时间是上午 7 ～ 9 时，或下午 4 ～ 5 时。

【黄精之妙】

根据高脂血症及前期的证候表现，本病属中医学"血瘀""痰湿""脂膏"等范畴。中医学认为，导致高脂血症的病因不外乎内外因两种因素。外因在于饮食不节、嗜食肥甘厚味、情志失调、过逸少劳等，造成脏腑功能失调，形成瘀血、湿浊、痰凝等病理产物，造成水液代谢失常，最终致病；内因在于肝、脾、肾三脏功能失调。该病属于本虚标实之证，以痰瘀为标、正虚为本，主要涉及肝、脾、肾三脏。治疗上，柔肝、健脾、补肾以扶正，理气、化痰、活血以去邪。

8. 免疫力下降

通常把人体对外来侵袭、识别和排除异物的抵抗力称为免疫力。身体在受到外来的侵害时，如细菌、病毒入侵时，身体抵抗能力下降。

【判断依据】

（1）常感到神疲乏力不能胜任工作，但各项检查结果均无异常，休息后稍缓解，但不能持久。

（2）感冒不断，气候变化之时易感外邪，且病程较长。

（3）伤口容易感染，愈合时间较正常人延长，或身体不同部位易长细小疖肿。

（4）肠胃虚弱，易出现餐后胃肠功能紊乱。

（5）易受传染病的攻击，如易被流行性感冒传染。

【调理原则】

调节肺卫和脾胃功能，保持健康的心态和充足的体力。

【调理方法】

（1）生活方式调摄　工作和生活规律，保证充足的睡眠，注意饮食均衡，合理搭配各种营养成分如蛋白质、脂肪、维生素；注意季节和气候变化，随时增减衣物。

（2）心理调适　保持乐观情绪和态度，使人体处于一个最佳的状态。巨大的心理压力会导致人体免疫系统功能紊乱。

（3）加强身体锻炼　适当锻炼身体、增强体质，可选择晨练、工作间锻炼、学生课间操锻炼、晚间锻炼等，注意锻炼过程中运动量要适量、循序渐进，忌强度过大，还应持之以恒。

【黄精之妙】

西医学所称的免疫力，其主要功能之一为抵抗外来侵袭，防止人体出现感染。中医学认为，人体免疫力与"元气""卫气"密切相关。《素问·刺法论》曰："正气存内，邪不可干。"元气源于肾精，卫气生于脾胃中的水谷精微，赖于肺之宣降，可见免疫系统与肾、脾、肺三脏关系最为密切。黄精滋润醇浓，善补脾精，润养肺阴，滋肾填精。入肾经，肾主骨生髓，与现代的中枢免疫器官骨髓相通，元气由肾藏先天精气化生，肾气足，则正气强；脾为后天之本，为外周免疫器官，卫气靠脾运化水谷精微滋养、肺气宣散，补脾润肺则补正气，正气足则免疫功能正常。由于黄精能够补益肾精，匡扶正气，因此其对免疫力下降有纠正作用。现代研究表明，黄精多糖能够提高小鼠的免疫功能，有效刺激巨噬细胞，诱导巨噬细胞释放肿瘤坏死因子、一氧化氮、白细胞介素等。在免疫力低下人群的日常保健中，可以用适量黄精泡水代茶饮或服用黄精膏方以起到增强免疫力的作用。

9. 营养不良倾向

营养不良倾向以体重低于标准体重的 10% ～ 20% 为标准。一般体检不易发现明显的异常，人体测量指标和生化指标接近正常值，不影响免疫力和创伤愈合，仅表明热量和蛋白质摄入不足使营养指标下降，体力下降，并可伴有某种维生素和矿物质缺乏的表现，以婴幼儿、老年人多见。

【判断依据】

体重低于标准体重的 10% ～ 20%，可无症状，也可有体重下降、偏瘦、全身乏力、皮下脂肪减少；儿童可出现体重不增或减轻、生长发育减慢等症状。

【调理原则】

以健运脾胃、激发食欲、改善膳食、提高摄入量为主。

【调理方法】

（1）生活方式调理　合理安排生活作息制度，保证充足的睡眠，避免劳累；保持心情舒畅，远离孤独、抑郁，避免情绪紧张；节制房事；居住环境宜保持安静、舒适，保持皮肤和五官的卫生。

（2）饮食调理　根据营养不良倾向者的消化功能及对食物的耐受能力等合理安排饮食。婴幼儿营养不良倾向时所需的热量和蛋白质一般应大于同年龄和同身高的正常儿，以达到正常生长水平的需要；应选择容易消化吸收、高热能及高蛋白质的食物，如蛋类、鱼、瘦肉、豆制品等；给予足够的维生素和矿物质，必要时可加服各种维生素制剂；改善膳食，早餐吃好、中餐吃饱、晚餐略少。

【黄精之妙】

中医学认为，营养不良主要责之于脾与肾。营养不良多见于婴幼儿和老年人。婴幼儿生理特点为肝常有余而肺、脾、肾常不足，需要相对成人更多的营养以生长发育，"长而未成，成而未全，全而未壮"，因此临床容易出现脾虚、肾虚。老年营养不良因先天禀赋不足、疾病之后、饮食不节、情志不调、外感、误治等多种因素所致。脾为后天之本，气血生化之源，脾虚失运，水谷不化，可致气血生化乏源，不足以充养四肢肌肉，而出现四肢瘦削、面色无华、毛发枯稀、腹胀满等症状。外邪入里，久踞不去，或变生痰浊、瘀血、水饮，削弱、消磨正气。大病久病，外邪久留不去，耗损元气，以致虚劳。黄精补脾益肾，先后天同补，有较强补益之功。临床上对营养不良倾向患者可用黄精药膳或膏方进行调补。

仙人余粮
黄精

第八章　近代名家的黄精使用经验

一、润肺

黄精味甘，性平，入肺、脾、肾经，具有补气健脾、滋肾养阴、润肺之功。本节主要介绍近代医家关于使用黄精润肺之功的临床使用心得。

（一）慢性阻塞性肺疾病

慢性阻塞性肺疾病（chronic obstructive pulmonary disease，COPD）是一种可以预防和治疗的常见疾病，以持续性呼吸道症状和气流受限为特征，常由暴露于有害颗粒物或气体环境造成气道和（或）肺泡异常引起。

COPD属中医学"喘证""肺胀"范畴，为虚实夹杂的疾病。久病肺虚，金不生水，肾气衰惫，肺不主气，肾不纳气，故呼吸困难，气短难续，动则更甚，故本病缓解期以肺肾不足为主，但肺气不足，肺病及脾，子盗母气亦可见脾虚失于健运；而痰浊、水饮、血瘀等标实的症状多于急性加重期出现并加重，并不是稳定期的主要矛盾。

COPD稳定期的中医病机为肺肾两虚，当以扶正固本为先，取补肺汤加减，调补肺肾、纳气平喘。补肺汤主要由黄精、太子参、麦冬、五味子、山茱萸组成。

【病案举例】

患者，男，57岁，主因"活动后气喘两年余"于2010年7月30日初诊。患者两年前无明显诱因出现活动后气喘，偶有咳嗽，曾在外院就诊，查胸部 X 线片示双肺肺气肿，肺功能示重度阻塞性通气障碍，舒张试验（－），明确诊断为 COPD，曾服用金水宝胶囊 1 年多，效果不显，患者自觉气短，逐渐加重，爬 2 楼即气喘，受凉后症状加重，伴咳嗽、咳痰。刻下症见：活动气喘，偶有咳嗽，晨起咳少量痰，无咽痒不适，受凉后症状加重，无心悸，纳可，二便调，舌淡红，苔薄白，脉弦。

西医诊断：COPD。

中医诊断：喘证。

辨证：气阴不足，气机不畅。

治法：养阴益气，宣肺平喘。

处方：太子参 15g，麦冬 15g，五味子 10g，山茱萸 10g，黄精 15g，紫苏子 10g，紫苏叶 10g，地龙 10g，蝉蜕 8g，浙贝母 10g，白果 10g，淫羊藿 10g，生甘草 10g，白芍 10g。7 剂，每日 1 剂，水煎服。后患者自行原方继服 3 周。

二诊：2010 年 8 月 31 日。患者服药症状减轻，可爬 4 楼，气短减轻，无咳嗽，晨起痰少色黑，稍胸闷憋气，纳可，眠佳，二便调，鼻塞，流涕，喷嚏，舌质淡红，苔薄白，脉沉细。治法：益气养阴，纳气平喘。一诊方去淫羊藿、白芍，加紫菀 15g，苦杏仁 10g，炙麻黄 8g，炙枇杷叶 10g。7 剂，煎服法同前。后患者自行二诊方继服。

三诊：2010 年 10 月 8 日，气短较前缓解，爬楼梯至 4 ~ 5 层，晨起咳少量黑痰，偶有咳嗽、憋气，但憋气感轻微，纳可，眠佳，二便调，舌红，苔薄白，脉弦。治法：益气养阴，纳气平喘。二诊方去浙贝母，加橘红 15g。7 剂，煎服法同前。后患者自行三诊方继服。

四诊：2010 年 11 月 19 日，偶有气短，爬 4 ~ 5 层气短不明显，偶有咳嗽、憋气，晨起少量痰，纳可，眠可，二便调，舌淡红，苔薄白，脉弦。复查肺功能较前有改善。治法：补益肺肾，纳气平喘。三诊方加枸杞子 10g。7 剂，煎服法同前。后因患者诸症好转，气短及活动耐量均有明显改善，嘱其停药。

（二）耐药性肺结核

肺结核属中医学"肺痨"，是由感染"瘵虫"（结核菌）所致的肺部慢性消耗性传染性疾患。其病因病机为本虚标实，即人体感染结核菌后，仅在免疫力低下时才会发病，可见咳嗽、咯血、潮热、盗汗、消瘦、乏力、纳呆等，发病过程虚实夹杂。

程金生等人认为黄精、百部、黄芩、白及对结核菌均有抑制作用，均可用于治疗肺痨咳嗽、咯血等。黄精平补而润，长服无壅中腻膈之弊，具有补中益气、安五脏、润心肺、填精髓、下三浊的功效，抗结核菌及多种致病菌，增强人体免疫力，清除结核病灶等功能，入药宜蒸制，蒸黄精能去除刺喉麻味之弊，有利于药物有效成分的煎出和药效的发挥；百部甘润苦降，微温不燥，药性平和，专入肺经，对结核菌及多种致病菌有抑制作用，能促进痰菌转阴及病灶的吸收，是治疗肺痨咳嗽、久咳虚咳的要药，入药宜蜜炙，可缓和对胃的刺激性，增强其润肺止咳的功效；黄芩苦寒，善清中上焦湿热，泻肺火，能抑制结核菌、肺炎双球菌等革兰阴性及阳性菌，有利于控制肺结核炎症及临床症状，宜选蒸黄芩入药。黄芩蒸制后酶灭活，黄芩苷及汉黄芩苷不被水解以保存药效，其抑菌作用较水浸制饮片强。白及主含黏液质，入煎易成膏，难滤过服用，细粉冲服效佳。白及收敛不留瘀，逐瘀无动血，入肺即止血，逐瘀去腐则消肿生肌，能填补肺部空洞使病灶吸收，对慢性纤维空洞性肺结核和耐药性肺结核有着不可忽视的疗效。

【病案举例】

吴某，男，75 岁，患肺结核 10 年，1988 年出现咯血，后间断性咯血于市某医院和本院多次住院抗结核治疗，痰检、X 线摄片诊断为右上肺浸润型肺结核（Ⅲ型）、有空洞。2004 年 6 月 8 日再次咯血入本院住院治疗，邀余会诊。患者体瘦，低热，纳差，咳嗽，痰黄带暗红色血丝或时有咯血，X 线摄片诊断同上，空洞增大。嘱停西药，即用黄精 50g，黄芩 20g，百部 20g，每日 1 剂，水煎分两次服。服药次日痰中已不带血丝，1 个星期后自觉症状明显改善，要求出院。带药回家继服 1 个星期，临床症状消失。上药制成水丸，服后 3 个月复查，痰检转阴，X 线摄片示空洞闭、病灶吸收。嘱继服水丸 1 个月巩固疗效，随访两年未复发。

按语： 黄精治疗肺结核除对结核杆菌有抑制作用外，还与和中益气、安五脏、润心肺、填精髓等功效有关，切中肺结核本虚标实病机，具有见效快、疗程短、无抗结核化学药常见的副作用等特点，值得推广和应用。

（三）糖尿病

糖尿病是一种以糖代谢紊乱为主要特点的临床综合征，它是由于体内胰岛素分泌绝对或相对不足所导致。糖尿病属中医学"消渴病"范畴，治疗消渴病补阴养津不能成为正法，必须先辨明其阴虚、阳虚，然后再阳虚补阳，以动配静。则阳动阴生，阴津自足，阴虚补阴，以静配动，于"阳中求之"，则阴静阳复，阴液乃化，动静结合。终使阳化气，阴成形。阴阳协调，津血自复，燥邪当除而病乃愈。消渴是以散膏病变为核心的全身性疾病，徒以药疗，恐难胜病，除辨证施治外，常嘱患者配合食养、按摩、针灸、气功、理神等法。强调节情志，绝烟酒，忌房事，少食盐及甘味食物，多食豆类、蔬菜、牛奶、羊肉等品。

【病案举例】

申某，男，51 岁，朝鲜族，入院日期 1983 年 6 月 17 日。患者素嗜醇酒厚味，两年前始发口渴频饮，多食善饥，省医院诊为糖尿病，治疗好转。近日症状又现，血糖 9mmol/L，经多方诊治无效，遂来我院求治，门诊以消渴病收入院。入院时口渴喜冷饮，量多，消谷善饥，乏力头晕，喜睡自汗，口甜尿黄，体胖神萎，舌红苔薄黄，脉沉虚略数。

西医诊断：糖尿病。

中医诊断：消渴。

辨证：肺胃阴阳俱虚。

治法：滋阴温阳，化液生津。

处方：生地黄 20g，知母 20g，天花粉 15g，黄精 15g，葛根 15g，生山药 50g，石斛 20g，天冬 15g，砂仁 5g，仙茅 15g，肉桂 3g，巴戟天 10g，红花 5g，王不留行 20g。7 剂，水煎服。

二诊：症状锐减，遂改方如下生黄芪 15g，仙茅 10g，韭菜子 15g，巴戟天 15g，附子 5g，知母 30g，生地黄 30g，王不留行 15g，红花 3g，山茱萸 15g，黄精 15g，天花粉 15g，天冬 15g，水煎服。以本方加减变化 14 剂后，症状顿除，化验尿糖阴性，血糖 6.7mmol/L。痊愈出院，随访至今，未再复发，已去香港工作。

按语： 酒谷之精华，其性热，加之久嗜厚味肥甘，使阳积化热，两热相结，必致津亏热燥，盖燥性干涩，凝滞不通，则散膏之阳气不发，无以蒸津化液，滋养肺胃，而成阴阳俱虚之消渴。故以生地黄、知母、天花粉、石斛、葛根、天冬、黄精等大队滋阴药，生津养液以灭燎原之火，尽除燥邪；取附子、肉桂、韭菜子、仙茅、巴戟天等药以温阳化气；以红花、王不留行畅达经络气血之壅，进开通阳化气蒸津生液之路。诸药合用，阴复阳生，津回渴止。

二、健脾

黄精能健脾，益中气，润五脏，强骨髓，长肌肉，养肺阴，生津液，益精气。本节主要介绍近代医家关于使用黄精健脾之功的临床使用心得。

（一）原因不明的白细胞减少症

白细胞减少症属中医学"虚劳"的范畴，《内经》谓："精气夺则虚。"本病与脾、肾的关系最为密切。脾为生化之源，水谷之精微全赖之运化、输布全身以营养脏腑百骸；肾藏精，主骨生髓，精髓可以相互化生为血。《张氏医通》曰："气不耗，归于肾而为精，精不泄，归精于肝而化为清血。"这与西医学中人体的主要造血器官是长骨骨髓、骨髓中的红骨髓可以制造红细胞、白细胞、血小板等论述甚为相似。血属于阴，而血中的红、白细胞又有阴阳之分，红细胞为阴，因为它有营养、濡润人体脏腑的功能，而白细胞属阳，它具有气的作用，具有保卫人体、消灭致病菌的功能。脾肾两虚，气血化生乏源则白细胞生成减少，阳虚不能温煦四肢脏腑，则头晕乏力，或怕冷、腰酸腿软、易感冒等临床症状出现。因此，白细胞减少症与脾肾的关系最为密切，治疗白细胞减少症应以脾肾着手。《内经》曰："精不足者，补之以味。"

【病案举例】

患者，男，46岁，因反复头晕、乏力、纳呆，1年多，加重1个月来诊。院外查白细胞计数为（3.0～3.2）×10⁹/L，曾经西医全面检查未发现器质性病变，曾服维生素B₄、沙肝醇片治疗1个月，白细胞曾有所上升，但停药后又下降同前，故求中药治疗。症见头晕乏力，面色㿠白，腰膝酸软，精神疲惫，健忘，舌质淡，苔薄白，脉沉细。查血常规：WBC 3.1×10⁹/L，Hb 118g/L，RBC 3.89×10¹²/L，Plt 144×10⁹/L。

西医诊断：血小板减少症。

中医诊断：虚劳。

辨证：脾肾阳虚证。

处方：巴戟天10g，补骨脂10g，黄精10g，山茱萸10g，女贞子10g，山药15g，黄芪15g，茯苓15g，鸡血藤15g，杜仲9g，白术9g，芡实9g，太子参12g，甘草3g。14剂。

二诊：治疗两周后复查血常规：WBC4.58×10⁹/L，自觉症状明显减轻，治疗1个月后再查血常规：WBC5.14×10⁹/L，临床症状消失，继续巩固治疗10天后停药，随访半年后复查白细胞仍属正常范围，能坚持工作。

按语： 方中选用巴戟天、补骨脂、山茱萸、杜仲滋阴补肾；鸡血藤、黄精、女贞子补血养阴，以阴中求阳；黄芪、芡实、甘草补脾之气，配以茯苓、山药、白术健脾胃。如此阴生阳长，气旺血生，阴阳协调，五行相生，治疗上取得了较好的疗效。

（二）慢性胃溃疡

慢性胃溃疡属于比较常见的消化内科疾病，发生与感染幽门螺杆菌、胃酸分泌过多、饮食因素及精神因素等有关。大部分患者在发病后会出现呕吐、嗳气、血便、恶心等，患者病情易于反复，治疗比较困难。

【病案举例】

陈某，男，44 岁，干部。

1988 年 3 月 4 日初诊，胃脘疼痛已 5 年，近半年来日益加重，胃镜检查确诊为胃溃疡。自述胃脘隐隐作痛，食后痛增及腹胀，嗳气，恶心欲吐，精神疲乏，大便时溏时结，舌体胖，舌质淡暗，苔白，脉沉细无力。

西医诊断：慢性胃溃疡。

中医诊断：胃脘痛。

辨证：脾胃虚寒，瘀阻血络。

治法：健脾益气，温肾化瘀。

处方：黄芪 16g，白术 12g，茯苓 12g，炙甘草 5g，白芍 5g，乌梅 10g，陈皮、三七（研末冲服）、白及各 15g，枯矾 3g，黄精 10g，补骨脂 12g，淫羊藿 12g。

按语：黄芪补虚生肌；三七活血生新；枯矾、白及祛腐生肌以修复溃疡面；乌梅、白芍柔肝定痛，不使木气横逆；茯苓、白术、炙甘草、黄精、陈皮健脾养血，理气和胃；佐以补骨脂、淫羊藿等温肾之品，寓有"少火生气，益火生土"之意，促使脾胃恢复正常的运化功能。本方补中寓通，治脾为主，兼顾肝肾，对于脾胃虚寒、夹瘀血阻络所致的消化系溃疡，效果较好。

（三）慢性疲劳综合征

慢性疲劳综合征（chronic fatigue syndrome，CFS）是一种以长期疲劳为突出表现，同时伴有低热、咽喉痛、肌肉酸痛、关节疼痛、神经精神症状和其他非特异性表现的综合征，体检及常规实验检查一般无异常。本病属中医学"虚劳""气虚""虚损"等范畴。在治疗上以"虚者补之，损者益之"为大法。

【病案举例】

患者女，43 岁，干部。

1995 年 10 月 18 日初诊，患者自述 1994 年感冒后，身体疲劳进行性加重，极度疲乏，精神倦怠，曾多次查体均未见异常。现已卧床不起半个月，伴低热畏寒，关节酸痛，头痛头晕，抑郁烦躁，失眠健忘，反应迟钝，月经稀发，舌质淡嫩，苔白，脉细弱。

西医诊断：慢性疲劳综合征。

中医诊断：虚劳病。

辨证：心脾两虚。

治法：益气补血，健脾养心。

处方：党参 20g，黄芪 40g，白术 15g，茯苓 12g，当归 15g，龙眼 12g，酸枣仁 20g，远志 12g，甘草 10g，木香 12g，黄精 30g，紫河车 6g，绞股蓝 20g，大枣 5 枚，生姜 8g。10 剂，水煎服，每日 1 剂，早晚分服。

二诊：药后疲劳明显减轻，已能起床活动，头痛头晕、低热畏寒已消失，脉转为有力。守方再进 10 剂，症状消失，已能上班工作，嘱以人参归脾丸善后，随访年余，诸症悉除。

按语： 以上方药具有益气补血、健脾养心之功效。诸药合用，相得益彰，疗效满愈。

（四）小儿重症肌无力

儿童重症肌无力起病年龄小，以 1 ～ 5 岁为主，发病率较成人高，性别差异不明显，绝大多数患儿以眼肌症状为首发表现，且较少进展为全身型，并胸腺瘤者也较少见，自身抗体滴度较低，胆碱酯酶抑制剂治疗效果相对欠佳，而对激素治疗较为敏感。目前，针对重症肌无力的免疫治疗虽然取得一定的效果，但各种治疗方法导致的不良反应，尤其是激素对患儿生长发育的干扰，对其生活质量和预后有一定影响。小儿生理特点主要为脏腑娇嫩，形气未充，生机蓬勃，发育迅速，加之小儿饮食不知自节，寒温不能自调，因此身体极易受损。脾主四肢、肌肉，为后天之本，气血生

仙人余粮
黄精

化之源。若素体脾虚，或久病劳倦，饮食不节或失治、误治，均可导致脾胃受纳，运化输布水谷精微的能力不足，气血津液生化乏源，无以濡养五脏六腑，肌肉筋脉失养，出现提眼睑无力而下垂、四肢痿软不能随用。治疗以"形不足者温之以气，精不足者补之以味"为治则，用中药多可治愈，不主张随意使用激素。

【病案举例】

过某，女，5 岁。

两个月前无明显诱因下出现眼睑下垂，时左时右，晨轻暮重，劳累后加重，休息后可减轻，曾去当地医院就诊，查体未见明显异常。家长担心西药不良反应，遂寻求中医治疗。查体：形体瘦弱，面色萎黄，左睑下垂至瞳孔上缘水平，眼肌疲劳试验阳性，眼球活动可，舌质淡红，苔少，脉细。

西医诊断：重症肌无力（眼肌型）。

中医诊断：睑废。

辨证：脾气亏虚。

治法：健脾益气升清。

处方：炙黄芪 50g，炒当归 10g，太子参 30g，炒白术 15g，升麻、柴胡各 6g，炙甘草 6g，淫羊藿 15g，山药 15g，炒薏苡仁 30g，炒麦芽、炒稻芽各 12g，鸡内金 6g，葛根 6g，陈皮 6g，制黄精 20g，防风 6g。14 剂，水煎服，每日 1 剂，分两次服用。

二诊：患者眼睑下垂时左时右，胃纳好转，大便偏溏，舌质淡红，苔薄白，脉细。在前方基础上加炒白扁豆 15g，莲子 15g，木香 6g。炒白扁豆健脾化湿；莲子味甘、涩，性平，功效健脾止泻，益肾固精，养心安神，与炒白扁豆合用，用于脾虚泄泻；木香行气调中，使全方补而不腻。14 剂，水煎服，每日 1 剂，分两次服用。

三诊：患者不慎感冒，发热已退，但有咳嗽、咳痰不畅，胃纳不佳，双睑时有下垂，发热时尤明显，舌淡红，苔薄腻，脉细。因有外感，急则治其标，缓则治其本，故在前方基础上去补益之黄芪，加桔梗 6g，野荞麦根 15g，鱼腥草 15g，厚朴 6g，神曲 12g，苦杏仁 6g，以化痰止咳，兼顾胃气。7 剂，水煎服，每日 1 剂，分两次服用。

四诊：患儿咳嗽大减，偶有数声，咳痰减少，痰白、易出，胃纳略好，大便畅，双睑时有下垂，劳则加重。诊其舌淡红，苔薄，脉细。外感已除，予去野荞麦根、鱼腥草、苦杏仁等，加炙黄芪 50g，党参 30g。7 剂，水煎服，每日 1 剂，分两次服用。并嘱注意防止感冒，避免劳累。

五诊：患儿感冒症状已痊愈，胃纳好转，双睑下垂明显改善。查其眼肌疲劳试验可疑阳性，诊其舌淡红，苔薄，脉细。效不更方，再进 14 剂。之后多次复诊，患者症状稳定，无眼睑下垂发作，平时明显感冒减少，嘱其注意避风寒，避免过劳，适当增加营养，预防复发。

按语：儿童重症肌无力多以脾气亏虚型多见。因患儿年纪幼小，形气未充，用药多以轻灵和缓药物为主，但对于黄芪仍多用至 30 ～ 50g，多用太子参、党参，可用至 30g，制黄精用至 15 ～ 30g。同时注重培土为本，遣方用药，调剂制方，处处以顾护脾胃为要。方中常加鸡内金、炒麦芽、神曲等，既健脾，又防补益药碍胃。对于患儿常常易于外感，故方中常加防风，合白术、黄芪取玉屏风之意，顾护卫气在先。

（五）慢性肾衰竭

慢性肾衰竭（chronic renal failure，CRF）是在各种慢性肾脏病的基础上，缓慢出现肾功能进行性减退直至衰竭的一种临床综合征，临床以肾小球滤过率下降、代谢产物潴留、水电解质和酸碱平衡失调为主要表现。慢性肾衰竭的病程较长，病损涉及多脏器，病理影响多系统，临床症状不一，常表现为正虚邪实、虚实错杂。治疗慢性肾衰竭首先应健脾和胃，重视中焦气化；其次扶正祛邪，着眼整体致和。缓则治其本，致和整体。

【病案举例】

丁某，男，48 岁。

患者半年前出现泡沫尿、下肢轻肿，入住某医院，诊断慢性肾功能衰竭、慢性肾炎、肾性高血压。五天前浴后汗出较多，临窗受风，翌日

仙人余粮
黄精

清晨眼睑红肿、下肢突然出现红色风团并痒感明显，继而皮疹泛发全身、色红不规则、以上半身为多，纳食一般，腰酸，下肢水肿，大便干而不畅，舌淡红，苔薄白，脉细弦带数。BP160/100mmHg，血尿素氮（BUN）11.02mmol/L，血肌酐（Scr）215μmol/L，血尿酸（UA）539μmol/L，24小时尿蛋白定量3.2g。

西医诊断：慢性肾功能衰竭、慢性肾炎、肾性高血压。

中医诊断：水肿。

辨证：肾气亏虚，风邪外袭肌腠。

治法：宣肺散邪，疏风止痒。

处方：蝉蜕10g，荆芥10g，防风10g，连翘10g，麻黄3g，白鲜皮30g，地肤子15g，生甘草5g，生黄芪15g，生赤芍10g，赤小豆30g，牛蒡子10g。7剂，水煎服，每日1剂。嘱饮食清淡，少进油腻。

二诊：皮疹全部消退，大便亦已通畅，但感脘痞嗳气，或有反酸，舌淡红，苔薄白，脉象细弦。BP150/100mmHg。治法苦辛疏和，益肾清利，佐以健中。处方：炒白芍10g，柴胡10g，炒枳壳10g，黄连3g，制半夏10g，陈皮10g，炙甘草3g，党参10g，生白术10g，茯苓15g，杜仲15g，谷芽10g，白花蛇舌草30g。14剂，水煎服，每日1剂。

三诊：纳食香，腰酸乏力，下肢仍肿，舌淡红，苔薄白，脉细弦。BUN9.95mmol/L，Scr199μmol/L，UA501μmol/L。治法健脾益肾，活血利水，清解湿毒。处方：党参15g，生黄芪30g，生白术10g，防己10g，生山药15g，木香10g，红景天30g，茯苓30g，炒当归10g，熟黄精15g，萆薢30g，枸杞子10g，石打穿30g。14剂，水煎服，每日1剂。

四诊：下肢水肿已轻，平素好美食，舌淡红，苔薄黄，脉弦。BP150/110mmHg。治法滋肾补气，活血清化。处方：菊花10g，枸杞子10g，生地黄15g，牡丹皮10g，党参15g，生黄芪15g，红景天30g，黄精30g，丹参10g，郁金10g，制大黄5g，海藻10g，六月雪30g，石打穿30g，土茯苓30g。20剂，水煎服，每日1剂。嘱低蛋白、低盐饮食。

五诊：寐纳俱佳，头晕已平，下肢肿退，尿沫亦少，舌红，苔薄，脉象细弦。BP120/90mmHg，BUN6.32mmol/L，Scr132.7μmol/L，UA462μmol/L，24 小时尿蛋白定量 0.3g。前方去菊花，加生甘草。20 剂，水煎服，每日 1 剂。

六诊：肿退未起，腰酸缓解，小便泡沫消失，舌红苔薄，脉细带弦。BP115/86mmHg，BUN4.83mmol/L，Scr113μmol/L，UA427μmol/L，尿蛋白（±）、隐血（±）。治法扶元益肾，清浊解毒，活血通络。

处方：枸杞子 10g，生地黄 10g，红景天 30g，黄精 15g，党参 20g，生黄芪 30g，生山药 15g，白花蛇舌草 30g，猫须草 30g，六月雪 30g，丹参 10g，郁金 10g，土茯苓 30g，淫羊藿 10g，生甘草 3g。20 剂，水煎服，每日 1 剂。理化检查多次正常，嘱停药观察，随访半年，病未复发。

按语：本例首诊因皮肤风疹瘙痒，晨起睑浮明显，故用消风散、麻黄连翘赤小豆汤疏风止痒，宣肺清利，以祛邪治标为先。二诊皮疹消失，改投六君子汤、四逆散健脾助运，苦辛疏和，侧重恢复中气。三诊脾胃纳运复常，以防己黄芪汤为主方补气利水，活血清利。四诊浮肿减轻，以扶元益肾清浊汤为主方补气利水，活血清利。五诊肿退，晕平，肾功能明显改善，仍用原方不变。六诊临床症状消失，理化检查为正常范围。对于慢性疾病，必须守方坚持治疗，才能收效，倘朝秦暮楚，定难收功。

三、益肾

黄精味甘，性平，归肺、脾、肾经，具有补肾益精的作用，常用于治疗因肾精不足导致的各种病症，如糖尿病、高脂血症、不孕不育等。

（一）老年性黄斑变性

老年黄斑变性是一种和年龄增长有关的多因素复合作用的眼底病。早期老年性黄斑变性会出现视力模糊，中心（固定）暗点，视物变形，物像比真实物体缩小或增大，直线的门窗框架，视为弯曲、倾斜等症状。如该病于白内障手术前即存在，其症状因白内障挡住而不显露，故手术后视力恢复的效果差；如在手术后发生，则手术后原有视力也会逐渐下降。年龄越大，患病率越高。因此亦称年龄相关性黄斑变性。本病真正病因不明，可能是由于黄斑部脉络膜毛细血管缺血、玻璃膜变性破裂，色素上皮对视细胞代谢产物（外节盘膜）吞噬消化能力下降，使盘膜残余小体沉积形成玻璃膜疣。此外，脉络膜新生血管进入视网膜下而发生渗出及出血。临床上分为萎缩型（干性型）和渗出型（湿性型），渗出型又称老年黄斑盘状变性。本病是老年人失明的主要原因之一。

正常的精明视物离不开肾精肝血的濡养，肝肾精血亏损，补益固然重要，惟精血上注，目方得濡养。故常于补益药中佐以理气活血之药，使其补而不滞，静中有动，以利精血上注畅达于目。

【病案举例】

高某，男，71 岁，右眼视力下降伴视物变形 10 个月。

患者于 10 个月前无明显诱因出现右眼视力下降伴视物变形，当地医院诊断为"右眼老年性黄斑变性"，给予石斛夜光丸口服，未见明显好转，为进一步诊治于 2012 年 12 月 19 日求诊我院。否认高血压、糖尿病等病史。眼科检查：视力：右眼（OD）0.15（不能矫正），左眼（OS）1.0；晶状体周边皮质混浊；眼底：右眼黄斑区色素紊乱，可见大量黄白色硬性渗出伴玻璃膜疣，中心凹反光不见。左眼底大致正常。OCT：右眼黄斑水肿伴色素上皮层局部隆起。全身症见腰酸膝软，夜寐不安，舌质红，苔少，脉细数。

西医诊断：右眼老年性黄斑变性（湿性）。

中医诊断：视瞻昏渺（右眼）。

辨证：肝肾阴虚。

治法：滋补肝肾。

处方：制首乌、黄精、当归、枸杞子、金樱子、菟丝子、楮实子、覆盆子、车前子、泽泻、茯神、黄芪各 10g。30 剂，每日 1 剂，水煎分 2 次温服。

二诊：2013 年 1 月 18 日，诉服药后无不适，右眼视物较前清晰，变形减轻，仍有腰膝酸软，夜寐安，舌淡，脉沉细。眼科检查：视力：

OD0.5（不能矫正），OS1.0。眼底：右眼黄斑区色素紊乱，仍见大量黄白色硬性渗出伴玻璃膜疣，中心凹反光不见。上方去茯神，加半夏、浙贝母、昆布，90剂。

三诊：2013年4月26日，诉右眼视物明显清晰，仅伴轻微变形。腰膝酸软症状消失。眼底：右眼黄斑区黄白色硬性渗出及玻璃膜疣明显减少；OCT示右眼黄斑水肿较前明显减轻。守上方，30剂。

按语：该患者年老体虚，病程较久，用药不效，眼底黄斑水肿伴玻璃膜疣增生，眼底表现为大量黄白色硬性渗出及玻璃膜疣，考虑为肝肾亏虚，精血不足，目失濡养，辨证为肝肾阴虚型。采用滋补肝肾立方，故予制首乌、黄精、枸杞子、金樱子、菟丝子、楮实子、覆盆子滋补肝肾；OCT示右眼黄斑水肿，考虑为肾精亏虚，气血不运，脾运化失司，痰湿内生所致，故加车前子、泽泻以利水渗湿；另久病易伤气耗血且本例患者年老体虚，故加用黄芪、当归益气养血；方中茯神是针对寐差而设，属于加减治疗。全方收滋补肝肾、补气养血、利水明目之效。二诊时，患者全身症状减轻，夜寐转安，故去养心安神之茯神，加昆布、浙贝母、半夏等化痰软坚药物，以促进渗出的吸收。三诊时患者视力提高，全身症状消失，故续服上方，以巩固疗效。

（二）不育症

男性不育症是指育龄夫妻有正常性生活且未采取避孕措施，由男方因素导致女方在1年内未能自然受孕。育龄夫妇1年内未孕育的比例约为15%，其中约50%的病因在男方。世界卫生组织提出：生育年龄的男性连续两次以上精液分析一次射精精子总数 ≥ 39×10^6，前向运动精子 ≥ 32%或总活力（前向运动精子＋非前向运动精子）≥ 40%。畸形精子症致病机制复杂，目前尚未明确。中医学无畸形精子症的概念，畸形精子症引起的不育症可归于中医学"无嗣""无子""男子艰嗣"等范畴。

肾精亏虚、瘀血阻滞为畸形精子症主要病机，因此治疗畸形精子症以补肾益精、活血化瘀为基本治法。"肾阳"是生殖之精的生发、活动力

仙人余粮
黄精

的源泉，肾精化肾阳，肾阳旺盛，则精子生长发育活跃，有较好的活力；"肾阴"则是生殖之精生成发育成熟的物质基础，肾精化肾阴，肾阴充足，则精子数量多、形态较好。血瘀致气血运行不畅而使脉络瘀阻，水谷精微难以充养肾经，糟粕壅塞经络，影响睾丸生精功能及精子形态。

【病案举例】

患者，男，30岁，公司职员，2017年3月27日初诊于广州中医药大学第一附属医院。主诉：结婚3年正常性生活未避孕未育。现病史：诉勃起功能正常，射精时间快，时感腰酸，坐多动少，平素纳可，眠晚，二便调，舌暗红，有瘀斑，脉弦细，体格检查：双睾丸大小约15mL，附睾、精索静脉未见异常，输精管可触及。实验室检查：外院查性激素正常。精液分析示：精液浓度41.9×10^6/mL：前向运动精子百分率（PR）42.7%；非前向运动运动精子百分率（NP）19.3%；快速前向运动精子百分率PR（A）11.6%；慢速前向运动精子百分率PR（B）31.1%；总活力62%；正常形态精子0.5%；畸形精子指数（TZI）1.94；精子畸形指数（SDI）1.93。2016年女方曾孕2个月后胚胎停止发育，现月经规律，B超及性激素六项检查无异常。

西医诊断：不育（畸形精子症）。

中医诊断：不育。

辨证：肾虚血瘀证。

治法：补肾益精，活血化瘀。

处方：丹参、枸杞子、五味子、酒肉苁蓉、酒黄精、黄柏各15g，三七粉3g，淫羊藿30g，盐炒杜仲20g，当归尾10g，炙甘草10g，山药20g，盐炒菟丝子25g。共14剂，日1剂，早晚各水煎至200mL后服用。

二诊，2017年4月11日，患者诉大便稍溏。精神、体力较前充沛，纳眠可，舌质偏红，苔薄白，脉弦细，前方去黄柏，加土茯苓20g，续予14剂。

其后患者每2周复诊1次，效不更方。

2017年7月6日末次就诊。患者诉性生活正常．二便调，舌质红，瘀斑减少，苔薄白，脉偏弦。复查 CASA 示：精液浓度 46.7×10^6mL；PR47.3%；NP31%：PR（A）19.9%；PR（B）27.4%；总活力 78.3%；正常形态精子 10%；TZI1.64；SDI1.48。守前方。

患者于 2017 年 7 月 28 日诉其妻已孕。

按语： 本案诊断明确，属不育（畸形精子症）。患者伏案久坐，忧心工作，日久气滞血瘀，故见舌暗红有瘀斑，脉弦细。久则精血暗耗，肾精亏损，故有腰酸、射精快。治当以补肾填精、活血祛瘀为法。患者精子畸形率高，活力不足，故补肾时采用阴阳双补，配伍丹参、当归尾、田七粉活血祛瘀，使全方补而不滋腻，去旧而生新，助补肾药物更好地改善精子形态。二次复诊，热象已退，大便溏，去黄柏加土茯苓解毒祛湿。7 月 6 日复诊患者服药 1 个疗程后复查 CASA 正常精子率明显升高，精液质量明显改善，当月妻子怀孕。

（三）轻度认知障碍

轻度认知障碍（mild cognitive impairment，MCI）是指有记忆障碍和（或）轻度的其他认知功能障碍，但个体的社会职业或日常生活功能未受影响，亦不能由已知的医学或神经精神疾病解释，是介于正常老化与轻度痴呆之间的一种临床状态，老年、家族史，以及其他慢性疾病可能是促使 MCI 发生的重要因素。另外，神经、心理及人体系统状态（如慢性肾衰、腔隙性脑梗死、抑郁性假痴呆）、感染（如 HIV 性脑病）或营养障碍（如吡哆醇、维生素 B_{12} 缺乏）、内分泌失衡（T_3、T_4 异常）可能是诱因。退行性病变和血管性因素可能是引发认知功能损伤的直接因素。西医以乙酰胆碱酯酶抑制剂、抗谷氨酸能药物、益智药、抗氧化剂等药物治疗为主，长期服用副作用大，易产生耐药性，且难以达到良好疗效。本病属中医学"善忘""健忘""文痴"等病范畴。通过辨证施治，中药可显著改善 MCI，提高生活质量，具有独到的优势。

轻度认知障碍患者多以肝肾亏虚、兼夹痰瘀阻络的病理特点，以补益肝肾、化痰祛瘀为法，随症加减，较一味地使用补益药，效果更佳。

【病案举例】

石某，女，61岁，丧偶，2013年10月22日初次就诊。

患者家属诉：患者近半年来有记忆力下降明显，尤以近事记忆为甚，伴有腰膝酸软，脑转耳鸣，双眼干涩，头晕，无明显头痛，倦怠思卧，口干，无明显口苦，纳可，小便调，大便质干，舌质暗红，夹瘀点，苔薄少津，脉沉细涩。查：总体认知分级量表轻度异常，一般认知功能正常，日常生活能力保持正常。

西医诊断：轻度认知障碍。

中医诊断：健忘。

辨证：肝肾亏虚，痰瘀阻络。

治法：滋补肝肾，化痰祛瘀。

处方：黄精30g，天麻10g，女贞子15g，石菖蒲15g，地龙6g，水蛭6g，菊花10g，枸杞子2og，当归20g，鸡血藤15g，丹参20g，川芎10g。14剂，水煎，日1剂，分3次服用。

半个月后复诊，测总体认知分级量表较治疗前改善，家属诉患者记忆功能有所改善。腰膝酸软耳鸣明显减轻，口干眼睛干涩好转。继以原方蜜制为膏，继续服用两个月后，记忆功能明显改善，诸症皆有好转。

（四）原发免疫性血小板减少症

免疫性血小板减少症是临床较为常见的免疫性出血性疾病，称为特发性血小板减少性紫癜，是由于患者对自身血小板抗原的免疫失耐受，产生体液免疫和细胞免疫介导的血小板过度破坏和血小板生成受抑，其临床表现以血小板减少，皮肤、黏膜自发性出血，骨髓巨核细胞数正常或增多并伴有成熟障碍为主，发病原因尚未明确，发病机制有两方面，一方面由于自身免疫介导的血小板在体内被破坏过度；另一方面由于血小板在体内生成受抑制。两方面的机制导致了血小板数量的下降，发为本病。本病是常见的慢性血液性疾病，常反复迁延不愈，影响病人的生活质量。西医的治疗手段多以糖皮质激素、免疫抑制剂、输注丙种球蛋白、脾切除等为主，但疗效短暂，无法对患者的病情进行长期有效的控制，副作用大，患者经济负担重，其生活质量无法得以保障。中医在临床上发挥独特的优势，审证求因，治病求本，其长期疗效明显优于单纯西医治疗。

免疫性血小板减少症属中医学"虚劳""血证""肌衄""葡萄疫"等范畴，涉及心、肝、脾、肾四脏，多以脾肾亏虚为主，偶外感时邪可诱发本病的产生。免疫性血小板减少症之发病主要与脾肾相关，脾为后天之本，气血生化之源，脾主统血，使血液行于脉中；肾为先天之本，藏精，主骨生髓，为精血化生之本源。脾肾两脏为气血阴阳化生之根本，与血小板的生成紧密相关。若患者先天禀赋不足，正气亏虚，日久则脾肾两虚，脾虚无以摄血，肾虚则精血化生不足，可致阴虚火旺，耗损阴津，灼伤血络，血溢脉外，可见神疲乏力、腰膝酸软、脉细无力、气血两虚之象及皮肤黏膜瘀斑等出血之征象，方选补中益气汤为主方加减，同时随症以黄精四物汤合方调补营血，酌情予熟地黄、山茱萸、女贞子、旱莲草、枸杞子、桑葚子等滋补肾阴之药，或予阿胶、鹿角胶等血肉有情之品，以滋阴养血，临床收效颇佳。

【病案举例】

刘某，女，29岁，2018年3月15日初诊。

2017年10月患者无明显诱因出现牙龈出血不止，全身皮肤散在出血点，入院查血常规示血小板1×10^9/L，予甲泼尼龙及重组血小板生成素对症治疗，骨髓穿刺提示：红系增生好并伴有缺铁，巨核细胞成熟障碍。症见：乏力，易汗出，口干，口腔局部存在出血点，皮肤散在出血点，纳、眠可，二便调。舌红，有齿痕，苔黄，脉细数。

西医诊断：免疫性血小板减少症。

中医诊断：血证。

辨证：气阴两虚。

治法：益气养阴，凉血止血。

处方：生黄芪60g，太子参30g，五味子10g，麦冬15g，黄精10g，熟地黄15g，生地黄15g，当归10g，白芍15g，山茱萸30g，女贞子30g，墨旱莲 30g，冬凌草 60g，白花蛇舌草 60g，羊蹄根 30g，石韦 30g，炙甘草 6g。14 剂，水煎服，日 1 剂，早晚分服。

二诊：2018 年 4 月 3 日，患者复查血常规提示：血小板 98×10⁹/L，症见汗出甚，手足心热，纳、眠可，二便调，舌淡红，有齿痕，苔黄，脉细数，治法：滋阴清热。处方：生黄芪 90g，太子参 30g，黄精 10g，熟地黄 30g，当归 10g，白芍 15g，山茱萸 30g，女贞子 30g，墨旱莲 30g，冬凌草 60g，白花蛇舌草 60g，羊蹄根 30g，石韦 30g，牡丹皮 30g，栀子 10g，炙甘草 6g。30 剂，水煎服，日 1 剂，早晚分服。

三诊：2018 年 5 月 1 日，患者复查血常规提示血小板：105×10⁹/L，症见神疲乏力、手足心热减轻，汗出好转，口腔及皮肤出血点减少，纳、眠可，二便调，舌淡红，有齿痕，苔薄，脉细，治法：益气养阴，健脾益肾。

处方：生黄芪 120g，太子参 30g，党参 10g，炒白术 15g，升麻 6g，柴胡 10g，当归 10g，陈皮 10g，黄精 10g，女贞子 15g，墨旱莲 15g，熟地黄 30g，山茱萸 30g，羊蹄根 30g，白花蛇舌草 60g，甘草 6g。30 剂，水煎服，每日 1 剂，早晚分服。

四诊：2018 年 7 月 4 日，复查血常规提示血小板 108×10⁹/L，患者口腔及皮肤出血点消失，纳、眠可，二便调，舌淡胖，苔薄，脉细，治以益气养阴，补益脾肾。

处方：生黄芪 120g，太子参 30g，黄精 10g，熟地黄 30g，当归 10g，山茱萸 30g，女贞子 15g，墨旱莲 15g，牡丹皮 30g，仙鹤草 30g，冬凌草 30g，鹿衔草 30g，白花蛇舌草 30g，羊蹄根 30g，炙甘草 6g。30 剂，水煎服，每日 1 剂，早晚分服。患者症状好转明显，激素已减量，门诊规律口服中药。

按语：患者初见牙龈出血，同时皮肤散在出血点，口干，汗出，认为已见津液受损之象，乃阴虚火旺以灼伤血络，血热妄行，日久则伤津耗气，气虚无以固摄津液而口干、汗出，当急固其津液，证属气阴两虚，故首以健脾滋阴为主，方选补中益气汤合生脉散、黄精四物汤加减，佐以滋阴凉血之药，标本兼治。患者症状缓解，津液已复，虚热症缓，故去麦门冬、五味子，稍减女贞子、墨旱莲之量，补益肝肾，益气摄血，扶正固本，促进骨髓的造血功能，方中佐以羊蹄跟以促血小板生成，予白花蛇舌草、冬凌草可抑制人体免疫反应，从而减缓血小板的降低，共同促进血小板生成。

（五）卵巢早衰

卵巢早衰（prematureovarianfailure，POF）是指女性未满 40 岁即出现卵巢功能减弱甚至衰竭。POF 患者一般在 40 岁之前就出现围绝经期综合征，同时伴有持续 6 个月以上闭经、性功能降低、生殖器官萎缩甚至不孕、黄体生成素（LH）及促卵泡激素（FSH）质量浓度均升高、雌二醇（E_2）质量浓度降低，同时临床伴潮热、阴道干涩、盗汗等低雌激素症状。POF 患者除了潮热、月经稀发、甚至停经等症状外，POF 还有可能会导致心血管疾病、血脂异常和骨质疏松。POF 在我国的发病率为 1% ～ 3%，是导致女性不孕的重要原因。女性出现原发性闭经，10% ～ 28% 是由于 POF，出现继发性闭经，4% ～ 18% 是由于 POF。很多专家认为 POF 重要的病理学机制之一是卵泡消耗，这可能是原始卵母细胞减少或加速卵泡闭锁的结果。不同患者病因不同：染色体异常、X 染色体或常染色体基因突变、感染、先天性酶缺乏、自身免疫因素、环境因素和医源性因素等都可以影响疾病的发生发展。POF 属中医学"闭经""血枯""不孕"等范畴。全国名中医尤昭玲教授认为肾水亏虚是导致 POF 的主要病机，同时与肝、脾、心相互影响，而 POF 的关键病理环节是瘀阻。尤昭玲教授结合多年临床经验，自拟助卵方，方中有熟地黄、黄精、覆盆子、枸杞子、桑椹、石斛、淫羊藿、巴戟天等。熟地黄归肝、肾经，具有滋阴补血、填精益髓的功效，是养血补肾的要药；黄精、覆盆子、枸杞子、桑椹等具有平补肾阴的作用，共用可以补益肝肾，令肾精充沛，清降虚火，养阴补血，加强熟地黄滋阴补血的功效；淫羊藿、巴戟天均为辛温之品，归肝、肾经，可补肾壮阳。

仙人余粮
黄精

【医案举例】

李某,女,38 岁,汉族,湖南衡阳人,已婚。2012 年 10 月 26 日初诊。

自诉:月经量少,未避孕未怀孕 4 年,外院宫腔镜检查提示宫腔粘连,分离 1 次。染色体检查正常,饮食睡眠均可,大小便正常。月经:13 岁,1/30 天,末次月经:9 月底,具体日期不详,量少,色暗黑,无血块,无痛经。现症见:鱼际色泽正常,脸上有色斑,白睛轻度充血,眼泪汪汪感轻度,有轻度轮晕,眼瞳少神。舌紫暗,苔薄白,脉细涩。既往史:孕(6)产(0),人流(4无痛),药流(2),葡萄胎 1 次,未做化疗。女性激素检查:FSH12.98mIU/mL,LH3.03mIU/mL,$E_2$46pg/mL,T0.86ng/mL,PRL11.13ng/mL,P0.4ng/mL。B超:子宫大小 40mm×48mm×47mm,后壁肌瘤大小 27mm×26mm×28mm,内膜厚 5mm,左侧卵巢大小 24mm×14mm,右侧卵巢大小 23mm×12mm。

西医诊断:不孕症(继发性)、卵巢功能减退症(早衰,卵泡长速慢)、子宫肌瘤、子宫内膜炎。

中医诊断:不孕、月经过少、癥瘕。

辨证:肾虚血瘀证。

处方:

(1)经前中医治疗以补肾活血为法,方用自拟助卵方:生地黄、熟地黄、沙参、黄精、莲肉、桑椹、覆盆子、橘叶、月季花、三七花、代代花各 10g,石斛、菟丝子各 15g,山药、百合各 20g,甘草 5g。14 剂,每日 1 剂,水煎分两次服。

(2)经期化瘀消癥为法,方用消瘤汤(确定来月经再服):太子参、黄芪、白术、炙鳖甲、土贝母、土茯苓、路路通、石斛、泽泻、香附、夏枯草、石榴皮各 10g,珍珠母、生牡蛎(先煎)、山楂、麦芽、神曲各 15g,甘草 5g。6 剂,每日 1 剂,水煎分两次服。

(3)食疗暖巢煲:枸杞子、黄芪、黄精各 10g,巴戟天、何首乌各 5g,熟地黄 4g,石斛 3g,三七花 2g,冬虫夏草 1 根。月经周期第 5 天开始服用,每 4 天服 1 个,乌鸡、鸽子或排骨炖汤,吃肉喝汤。嘱患者复查。

二诊：2012 年 11 月 23 日，月经量较前好转，量仍不多，纳寐可，二便调。治疗：①自拟助卵方，14 剂，煎服法同前；②养泡煲：党参、黄芪、黄精各 10g，龙眼肉、山药、白莲各 5g，石斛 3g，三七花 2g，冬虫夏草 1 根。月经周期第 7 天开始服用，3 个，每 4 天服 1 个，炖法同前；③B 超监测排卵。

三诊：2012 年 12 月 21 日，患者月经量少，色鲜红，未夹血块，无痛经，白带黏稠，纳寐可，二便调，未避孕。治疗：①自拟助卵方，14 剂，煎服同前；②养泡煲 3 个，炖法同前；③B 超监测排卵。2013 年 1 月、2 月均按照要求经期口服消瘤方 6 剂，经后口服助卵 14 剂，并配合养泡煲每 4 天 1 个，每月 3 次的频率调理，随症加减。

四诊：2013 年 4 月 9 日，患者已孕，前来报喜，患者阴道少量出血，寻求保胎治疗。

按语：本病的中医病机属"肾虚血瘀"，患者有明显的血瘀证候，究其血瘀的病因应为多次人流，损伤肾气并直接损伤胞宫，肾气亏虚，推动无力，则血行瘀滞，瘀结胞宫则生癥瘕，因此，化瘀消癥可以消除部分导致不孕的因素。经后采取补肾益精、温肾助卵的方法助卵成熟，并使卵泡顺利排出，最后患者获得成功妊娠。

（六）慢性乙型病毒性肝炎

慢性乙型病毒性肝炎由乙型肝炎病毒（HBV）感染引起。HBV 感染可引起肝脏炎症、肝纤维化等肝脏实质性的病理损害，继而发展为肝硬化、肝癌等疾病。慢性乙型病毒性肝炎临床上以乏力、食欲减退、纳呆、胁肋部胀痛不适，甚至黄疸、肝脾肿大等为主要临床表现。中医学根据其发病特点和临床表现归于"胁痛""疫毒""肝郁"和"湿阻"等范畴。

加味黄精汤是著名中医学家方药中先生创制治疗慢性肝炎的基本方，他认为本病的病机以阴虚为本，湿热为标，本方组成：柴胡、姜黄、郁金、薄荷、黄精、当归、苍白术、青陈皮、甘草、生地黄、首乌藤。方中

仙人余粮
黄精

黄精具有补肾益精、补脾益气之功。与方中细生地黄、首乌藤、当归配伍使用，共达肝脾肾同调、气阴并补之效。肝主疏泄，调畅气血，肝气郁滞可引起血瘀，疏肝有助于血液的运行，活血亦有助于肝气的条达，疏肝与活血密切相关，方中柴胡、姜黄、郁金、薄荷有疏肝解郁、活血行气之功。该方中苍术、白术、青皮、陈皮以助脾和胃，恢复脾升胃降的功能。运用疏肝活血健脾的方法，可以有效地逆转轻症肝纤维化。纵观全方，疏养同治，肝脾肾同调，气阴并补，能够直达病所，整体调控，不失为治疗慢性肝炎的基本方。

【医案举例】

患者，男，43 岁，于 2018 年 11 月 4 日在中国中医科学院西苑医院初诊。患者慢性乙型病毒性肝炎 10 年，主诉疲乏感多年，偏头痛 7 年，食欲差，眠差，大便每日一行，小腿重浊，时有双下肢酸软无力，易怒。症见舌边尖红中心裂纹，苔薄白，脉弦细。2018 年 10 月 20 日体检结果：轻中度脂肪肝、亚健康。肝功能（－）。

西医诊断：慢性乙型病毒性肝炎。

中医诊断：胁痛。

辨证：气阴两虚。

治法：肝脾肾同调，气阴并补。

处方：黄芪 30g，党参 15g，黄精 15g，当归 12g，生地黄 15g，柴胡 15g，姜黄 10g，郁金 10g，薄荷 6g，丹参 30g，鸡血藤 30g，陈皮 6g，酸枣仁 12g，茯苓 15g，大枣 15g，炙甘草 10g。7 剂，水煎服，每日 1 剂。并发送易筋经视频，嘱患者学习锻炼。

二诊：2018 年 11 月 11 日，药后患者情绪平稳，头痛减轻，睡眠稍改善，小腿重浊感较之前好转，目前偶有肝区疼痛，疲乏无力，舌红苔干，脉弦细滑数。2018 年 11 月 8 日检查结果：乙肝病毒 DNA$3.2×10^7$copies/mL，肝纤四项（－），肝功能（＋）。在 11 月 4 日方基础上黄精加至 30g，将炙甘草改为生甘草 10g，加虎杖 30g、升麻 40g、凤尾草 15g、灵芝 15g，14 剂，水煎服。

三诊：2018 年 11 月 25 日，疲乏感减轻，头痛缓解，情绪较前平稳，小腿已无重浊感，纳可，眠佳，肝区不适缓解。舌边尖红，中心裂纹，苔薄白，脉沉细弦。2018 年 12 月 12 日复查乙肝病毒 DNA 定量 1.99×10^5copies/mL，肝功能（－）。于 11 月 11 日方加首乌藤 30g，麦冬 12g，14 剂，水煎服，每日 1 剂，药后回访，患者自诉上述症状均已好转，情绪稳定，体质也明显提高。

按语：患者以疲乏为主要临床表现，结合舌脉，中医辨证为病在肝脾肾，证属气阴两虚。治以肝脾肾同调，气阴并补。此时患者处于慢性乙型病毒性肝炎的稳定期，方用加味黄精汤为主，加入黄芪、党参以扶正，合酸枣仁汤以养血安神。同时考虑到患者大三阳已十余年，病程久，久病必瘀，因此加入丹参、鸡血藤活血补血，恢复肝的藏血功能。二诊，患者乙肝病毒 DNA 定量 3.2×10^7copies/mL，肝功能（＋），此时湿热毒邪偏盛，处于慢性乙型病毒性肝炎的活动期，炙甘草改为生甘草 10g，加虎杖 30g，凤尾草 15g，升麻 40g，且升麻剂量为 40g，重在解毒；加入灵芝保肝解毒，抑制病毒活性。三诊，此时病毒活性已逐渐抑制，邪势顿挫，即减去清热利湿解毒之品，从本论治。热盛易伤及阴液，因此加入首乌藤、麦冬滋补肝肾之阴。同时嘱患者练习易筋经，恢复气血阴阳的状态，调节情绪。

（七）高脂血症

高脂血症是指脂肪代谢或者运转异常使人体血液中的血脂含量超过正常范围，表现为血中胆固醇和（或）甘油三酯过高或高密度脂蛋白过低。高脂血症是常见病、多发病，更是导致心脑血管疾病的元凶，该病对身体的损害是隐匿、逐渐、进行性和全身性的，加速全身动脉粥样硬化。高脂血症可以防治，长期调脂治疗可以减少冠心病、心绞痛、心肌梗死、脑中风的发生率和死亡率，以及糖尿病的致残率。

高脂血症是现代医学病名，中医学称为"膏脂"。其病机为脾虚失运、肾气亏虚、痰浊瘀血阻滞。痰瘀互结浸润血脉是高脂血症的主要病理特征。脾肾亏虚为本，痰浊瘀血为标。初病在脾，多见脾虚痰阻；中期可见痰瘀互结；久病及肾，肾阴亏虚，病程中常相互兼夹。

【医案举例】

患者，男，49岁，2012年7月4日初诊。头晕四肢麻木3月。平素应酬较多，饮酒及高脂肪食物进食较多，运动少。症见：头晕脑胀，四肢麻木，形体肥胖，食少神疲，腰膝酸软，舌质淡，苔腻，脉滑。血脂检查：总胆固醇6.46mmol/L，甘油三酯2.62mmol/L，胆固醇1.88mmol/L，胆固醇3.87mmol/L，载脂蛋白A2.18g/L，载脂蛋白B2.32g/L，脂蛋白（a）670mg/L。心电图：正常心电图。脑CT：未见异常。空腹血糖5.3mmol/L，餐后2小时血糖7.2mmol/L，肝肾功能正常。

西医诊断：高脂血症。

中医诊断：眩晕。

辨证：脾肾亏虚，痰瘀阻络。

治法：健脾补肾、活血化瘀。

处方：黄芪24g，白术12g，茯苓12g，泽泻12g，黄精15g，何首乌12g，枸杞子12g，熟地黄9g，山茱萸12g，菊花12g，丹参15g，地龙12g，绞股蓝30g，山楂30g，每日1剂，水煎，分两次服用。连服12剂后，头晕头胀症状消失，四指麻木减轻。前方去菊花、何首乌、熟地黄、地龙，再服15剂后，患者头晕头胀，四肢麻木，形体肥胖，气短乏力，腰膝酸软，诸症消失。复查血脂检查：总胆固醇5.67mmol/L，甘油三酯2.11mmol/L，胆固醇1.58mmol/L，胆固醇2.84mmol/L，脂蛋白（a）340mg/L，总胆固醇、甘油三酯、低密度脂蛋白均降至正常范围，脂蛋白（a）也明显下降。复查肝肾功能正常，未见不良反应。

按语：本证属脾肾亏虚，痰瘀阻络。平素嗜食肥甘厚味，损伤脾胃，脾失健运，痰浊内生，故见形体肥胖，食少神疲。久病及肾，肾阴亏虚，水不涵木，肝阳上亢，则头晕头胀，腰膝酸软；久则导致痰浊、血瘀形成，痰瘀互结浸淫血脉，故见四肢麻木。舌质淡，苔滑，脉滑，提示痰浊兼有瘀血。方中黄芪、白术、茯苓、泽泻健脾化湿泄浊；黄精、何首乌、枸杞子、熟地黄、山茱萸、菊花滋补肝肾，滋阴潜阳；菊花平肝潜阳；丹参、地龙活血祛瘀，畅通血脉；焦山楂、绞股蓝为辨病用药，可以明显降低血脂。

（八）儿童再生障碍性贫血

儿童再生障碍性贫血（简称儿童再障）是一组由物理、化学、生物等多种病因引起的以骨髓造血功能衰竭，全血细胞减少为主要表现的严重疾病，临床上以贫血、出血、感染为主要表现。依据其起病缓急，儿童再障可分为急性再障和慢性再障，慢性再障是指临床起病和进展缓慢，病情较轻，外周血血常规未达到严重型再生障碍性贫血标准。中医古籍没有关于慢性再障的记载，现代中医根据慢性再障患者贫血、出血、易感染的临床表现将其归属于中医学"虚劳""髓劳""血虚"等范畴。慢性再障系因外感邪毒、喂养不当、先天禀赋不足等导致脏腑阴阳受损之虚劳病，以虚劳血虚概括诊断，并从肾之阴阳辨证。长期的临床实践证明，以中医药为主治疗慢性再障，可以改善骨髓造血微环境、不同程度恢复骨髓的造血功能，提高患者的生存质量。

儿童慢性再障证属虚劳血虚，以脾肾气血亏虚为本，邪毒瘀血为标。儿童慢性再障本属虚劳血虚，故治疗当以补虚生血为要。虚劳之候多责之于脾、肾，而儿童本具有脾肾不足的生理特点，故治重在补益脾肾。

【医案举例】

患者，男，10岁，2012年5月15日初诊。

主诉：反复发热5月余。2012年3月被确诊为再生障碍性贫血，2012年4月治疗后血象未恢复正常，发病至今反复发热，热时体温39.0℃，每两周输注红细胞悬液和血小板。刻诊：精神疲倦，少动，面色发白，口唇色淡，手心发热，汗多，食欲差，低热，无恶寒，齿龈增生，舌淡，舌边尖红，苔薄白，脉沉细。血常规：WBC3.98×10^9/L，Hb62g/L，PTL 30×10^9/L。

西医诊断：慢性再生障碍性贫血。

中医诊断：虚劳血虚。

辨证：脾肾两虚证。

治法：益肾健脾生血。

处方：黄芪20g，太子参30g，生地黄20g，天冬20g，黄连15g，砂仁5g，鸡血藤10g，黄精20g，鹿角12g，柴胡10g，麸炒白术10g，枳壳10g，三七粉5g，山药30g，巴戟天20g，甘草10g。21剂，每日1剂，水煎服，早晚分服。

二诊：2012年6月5日，大腿可见散在出血点，牙龈渗血，无发热，纳食一般，眠差。血常规：WBC 2.45×10⁹/L，Hb 82g/L，PTL 12×10⁹/L。

处方：黄芪20g，党参30g，白芍20g，川芎20g，生地黄20g，当归10g，鹿角10g，黄精20g，三七粉12g，旋覆花10g，代赭石10g，天冬30g，何首乌30g，砂仁30g，鸡血藤10g，甘草10g。21剂，每日1剂，水煎服，早晚分服。

三诊：2012年6月26日，服中药至就诊未输血，牙龈渗血，牙龈增生较前好转，无发热，纳食一般，眠可，舌淡，薄苔，脉沉细。血常规：WBC6.43×10⁹/L，Hb86g/L，PTL18×10⁹/L。

处方：黄芪50g，党参20g，当归10g，川芎20g，赤芍20g，白芍20g，生地黄20g，熟地黄20g，鹿角12g，黄精20g，五味子10g，鸡血藤10g，三七粉5g，淫羊藿10g，仙鹤草20g，天冬20g，麸炒白术10g，紫珠草20g。21剂，每日1剂，水煎服，早晚分服。每月门诊随诊1次，皮下出血、牙龈出血逐渐改善，血常规提示血红蛋白、血小板缓慢上升。

四诊：2012年10月6日，偶有嗳气，纳眠一般，无牙龈渗血，眠可。舌淡薄苔，脉沉细。血常规：WBC3.9×10⁹/L，Hb122g/L，PTL67×10⁹/L。

处方：黄芪30g，太子参20g，当归10g，川芎20g，赤芍20g，白芍20g，生地黄20g，代赭石20g，大黄5g，阿胶10g，黄精10g，三七粉5g，鸡血藤10g。21剂，每日1剂，水煎服，早晚分服。

继续服药1年，每月门诊随诊1次，易出汗、乏力、易疲劳、易感冒等症状明显改善，检测血常规提示血白细胞、红蛋白、血小板一年以来皆为正常水平。

五诊：2013 年 10 月 21 日，偶有咯痰，纳食一般，睡眠可。舌淡薄苔，脉沉细。血常规：WBC $4.9×10^9$/L，Hb 127g/L，PTL $165×10^9$/L。

处方：黄芪 30g，太子参 20g，当归 10g，川芎 20g，赤芍 20g，白芍 20g，生地黄 20g，三七粉 5g，黄精 10g，天冬 20g，何首乌 10g，苦杏仁 5g，鸡血藤 10g。21 剂，每日 1 剂，水煎服，早晚分服。随访至今，血象未见异常，发育亦与同龄人相同，临床治愈。

按语：儿童慢性再障临床常见，小儿为稚阳之体，症状复杂多变，俗有"阳虚易治，阴虚难调"之说。治疗初期，患儿多以阴虚内热、血虚自热或外感温热为主，治疗上凉血解毒、滋阴补肾为主；伴随临床治疗好转，病情进入肾阴阳俱虚期，就要滋阴补阳，即温补肾阳和滋补肾阴并施；当进入到单纯肾阳虚为主，病情稳定，无出血、感染症状，可施稳补脾肾、益气生血之品，达到临床治愈，但血象全部正常还要巩固治疗 2～3 年。方用参芪仙补汤加减。方中黄芪、太子参补益元气，砂仁、白术、山药健脾益气助运化，巴戟天、鹿角补肾阳，黄精、天门冬、生地黄滋肾阴，鸡血藤、三七活血生血，黄连、柴胡清心肝之热。二诊时，已无发热，说明阴虚得补、虚热已退，已入肾阴阳两虚阶段，故去黄连、柴胡；出血较明显，乃瘀血内阻脉道，迫血妄行所致，故加川芎活血，旋覆花、代赭石重镇降逆，凉血止血。三诊时，患儿已不再输血，造血功能恢复，病情趋于稳定，提示已入肾阳虚阶段，故加淫羊藿补肾阳，当归、熟地黄以补血，血小板偏低则加赤芍、五味子、仙鹤草、紫珠草以凉血，收敛止血。巩固维持治疗阶段，患儿血象虽已恢复至正常水平，但病邪所损之正气未完全恢复，仍有复发或影响患儿正常生长发育的可能，故继续予益气健脾、补肾填精之品，培补先后天之本，助患儿正常生长发育。

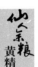

（九）失眠

失眠是指入睡困难、睡眠中间易醒及早醒、睡眠质量低下、睡眠时间明显减少，有严重的患者还彻夜不眠等。长期失眠易引起心烦意乱、疲乏无力，甚至以头痛、多梦、多汗、记忆力减退，还可引起一系列临床症状，并诱发一些心身性疾病。失眠属中医学"不寐""目不瞑""不得眠"范畴，其症状特点为入睡困难，睡眠不深，易惊醒，早醒，多梦，醒后疲乏，或缺乏清醒感，白天嗜睡，严重影响工作效率。

老人失眠多与脾肾不足，营卫失调有关，宜益气养血，温补脾肾，特别是长期治疗效果欠佳的患者，用归脾汤加大枣、小麦、川芎、五味子、黄精、肉桂、淫羊藿等效果较好。黄精能补益五脏，益精填髓，临床观察似可促进脑和神经功能的恢复，并把此药作为神经衰弱失眠的必选之药。

【医案举例】

案例1：张某，女，60岁。2010年3月20日来诊。自述失眠1年，每晚只有1～2小时能入睡。诊见：失眠多梦，夜间烦躁，神可，气微短，面色潮红，舌质红、苔薄黄，脉细数。

西医诊断：失眠。

中医诊断：不寐。

辨证：热扰心神，心肾阴虚，神明躁动。

治法：清热育阴，养心安神。

处方：黄连、陈皮各6g，阿胶（烊化）、大枣、甘草各10g，白芍、黄精、茯苓、酸枣仁各15g，首乌藤、小麦各30g，黄芩9g，鸡子黄（药稍凉即冲服）2枚。3剂。25日来诊，自述效果良好，自觉有睡意，每晚已能入睡5小时，前方继进6剂，随访至今未复发。

案例2：董某某，男，71岁。2009年10月5日来诊。

自述失眠1年余，多方治疗无效，查之多为化痰和胃，养血重镇之品。诊见：失眠乏力，多梦易醒，心悸健忘，背微恶寒，下肢凉，食少，舌淡、苔薄白，脉细。

西医诊断：失眠。

中医诊断：不寐。

辨证：气血不足，脾肾阳虚。

治法：益气养血，温补脾肾。

处方：黄芪、小麦各 30g，茯苓、酸枣仁、黄精各 15g，生晒参、白术、大枣、甘草、五味子、淫羊藿各 10g，当归、川芎各 9g，仙茅、知母各 6g，砂仁 3g。3 剂。8 日来诊自述有效，继进 3 剂，自述已能入睡 5 小时，背凉肢冷明显好转。原方减知母、仙茅，加巴戟天、桑寄生各 12g。6 剂。随访至今未复发。

（十）斑秃

斑秃为局限性斑片状脱发，起病急骤，病程缠绵，是临床较为常见的损容性皮肤病。斑秃虽为自限性疾病，但若不及时治疗，可导致病程迁延或反复发作，形成复发性斑秃，治疗难度较初次发病者明显增大。对于复发性斑秃的治疗，西医的激素疗法已较难生效，因而无有效疗法。中医药治疗复发性斑秃则具有疗效高、副作用小、复发率低的优点。

成人复发性斑秃，不仅与肝肾有关，同时与肝郁血瘀、气血两虚、血热生风等也有密切关系。因此在治疗应肝脾肾同调，兼以清热凉血祛风等法。

【医案举例】

患者丙某，女，64 岁，2012 年 5 月 22 初诊，1 年前斑片状脱发，外擦药膏后痊愈，半年前复发，再擦药膏至今。现全头已有四个脱发区，大如杏子、小如指甲，头晕耳鸣，纳可，便溏，少寐，多梦，舌稍暗，苔薄白，脉沉稍弱。

西医诊断：斑秃。

中医诊断：斑秃。

辨证：肝肾不足。

治法：补肝肾，养血生发。

处方：熟地黄 30g，山茱萸 15g，制首乌 18g，菟丝子 20g，黄精 18g，牡丹皮 10g，大枣 8 枚，桑葚子 18g，茯苓 20g，砂仁 9g，30 剂，水煎服，每日 1 剂。

二诊，脱发区有毳毛生长，但较稀少，舌淡苔薄白，脉尚可。肠鸣，大便溏。方药：中药初诊方去黄精加炒酸枣仁20g，60剂，水煎服，每日1剂。

三诊，脱发区均有毳毛生长，较前密集，舌淡红而暗，苔黄腻，脉弱，右可。初方去黄精加山药18g，炒酸枣仁20g，连续服用3个月，毛发已恢复正常。

按语：中医学认为，"发为血之余""发为肾之外侯"，发的生机根源于肾，因肾藏精，精化血，精血旺盛，则毛发粗壮而润泽，精血不足则毛发多变白而脱落。而肝主疏泄与藏血，可贮藏血液调节血量，并促进血液的运行输布，肝气不足，血液无以运化，不足以滋养头发则发枯脱落。方中熟地黄、山茱萸、制首乌、菟丝子、黄精、桑葚滋肝补肾；茯苓、砂仁、大枣稳固脾土，以助后天之本。

（十一）慢性支气管炎

慢性支气管炎是气管、支气管黏膜及其周围组织的慢性非特异性炎症。临床上以咳嗽、咳痰或伴有气喘等反复发作为主要症状，每年持续3个月，连续两年以上。早期症状轻微，多于冬季发作，春夏缓解。晚期因炎症加重，症状可常年存在。其病理学特点为支气管腺体增生和黏膜分泌增多。病情呈缓慢进行性进展，常并发阻塞性肺气肿，严重者常发生肺动脉高压，甚至肺源性心脏病。慢性支气管炎属中医学咳嗽范畴，在病机上主要反映为肺、脾、肾三脏虚损，以及它们的相互关系失衡，同时又因痰、火、瘀等因素的参与而愈加复杂。其基本病机为本虚标实。古人谓："肾为生痰之本，肺为贮痰之器，脾为生痰之源。"又谓："肺不伤不咳，脾不伤不久咳，肾不伤不咳不喘。"说明肺、脾、肾三脏功能失调可致本病。

仝小林院士临床以黄芪、熟地黄、黄精三味药组"四补三黄"方，作为气血精阴并补的基础方。其中，黄芪气血双补；熟地黄养血育阴、益精填髓；黄精滋阴填精，兼补气血，在气血精阴亏虚疾病各阶段皆可发挥重要作用。初期气虚者，黄芪为君，臣以熟地黄；至血虚阶段，则重用熟地黄，辅以黄芪；后期气血精阴皆亏，则三药合用，协同增效，据病机偏重而调整用量，还需在此基础上根据疾病背景差异、病位不同进行适当加减。先辨病机偏重，以此为据调整三味药的用量和配伍比例。若气虚为甚者，重用黄芪，用量多为 30～60g，兼有重度贫血者，可用至 90～120g。若血虚为主者，当以熟地黄为君，用量多为 15～45g，血虚日久，精血两亏者，可加至 60g 左右。若阴精亏损偏重者，可用黄精 30～60g 填精益髓，补肾滋阴。

【病案举例】

谭某，女，51 岁，2018 年 5 月 13 日初诊。主诉：咳喘 5 年余，燥热盗汗 1 年余。现病史：患者 5 年前因受冷后出现咳喘，自行服药后无明显改善，2016 年当地医院诊断为"慢性支气管炎"，自行服用止咳平喘药物未见明显改善，每至冬季复发。现症见：偶有咳喘，症状较轻，咯痰清晰，平素怕冷易感冒，神疲乏力，夜间燥热，多盗汗，纳可，眠欠安，二便调，绝经半年，舌淡白微颤，苔薄白，脉沉细。

西医诊断：慢性支气管炎、围绝经期综合征。

中医诊断：咳嗽。

辨证：肺肾不足，气阴两虚。

治法：补肺填精，益气养阴。

处方：盐炒知母 15g，盐炒黄柏 12g，熟地黄 30g，黄精 15g，黄芪 30g，当归 12g，炒白术 30g，陈皮 15g，煅龙骨 30g，煅牡蛎 30g，生姜 15g，大枣 9g。水煎服，每日 1 剂。患者 8 个月内复诊 9 次，均以上方为基础进行加减，先后服药 180 余剂，

复诊：2019 年 2 月患者诉诸症好转，慢性支气管炎冬日未再复发，烦热盗汗诸证消失。

按语：患者为老年女性，以咳喘咯痰、疲劳乏力、烦热盗汗为主症，其核心病机为气血精阴亏虚，以气阴两虚为重，病位在肺肾。本方补肺益气以黄芪为主，内合炒白术，陈皮，健脾化痰，外与煅龙牡配伍，益气固表，敛汗止汗。益肾填精者以黄精、熟地黄为主，合当归、知母、黄柏，养血涵阴，清降虚热。

（十二）慢性肾炎

慢性肾小球肾炎简称慢性肾炎，是由多种不同病因、不同病理类型组成的一组原发性肾小球疾病。临床特点为病程长、发展缓慢，症状可轻可重，多有一个无症状尿检异常期，然后出现不同程度的水肿、蛋白尿、镜下血尿，可伴高血压和（或）氮质血症，及进行性加重的肾功能损害。本病属中医学"水肿"范畴，外邪、脾虚、肾虚、血瘀为病机要素。

【医案举例】

杨某，女，35岁。初诊日期：2001年2月10日。主诉：全身水肿2年余。患者两年前出现下肢浮肿，尿检蛋白（+++），在某医院诊断为慢性肾炎、肾病综合征，用甲泼尼龙40mg、每日两次，阿米洛利5mg、每天1次，雷公藤多甙片两片、每天3次，治疗半年水肿渐消，尿检蛋白减少。但在激素减量过程中反复外感，浮肿时起时伏。刻下：一身尽肿，按之凹陷不易恢复，尿量少，大便溏，腰脊酸软，畏寒肢冷，神疲纳呆，足跟疼痛，舌质淡胖嫩，脉沉细无力。尿蛋白（+++），BP130/90mmHg。

西医诊断：慢性肾炎、肾病综合征。

中医诊断：水肿。

辨证：脾肾阳虚证。

治法：温补脾肾。

处方：党参15g，生黄芪20g，山茱萸12g，山药20g，白术12g，黄精12g，菟丝子12g，熟地黄15g，巴戟天12g，淫羊藿10g，金樱子15g，炙甘草8g，大枣3枚。7剂，每日1剂，水煎，分两次口服。

二诊：2月17日，药后尿量渐多，水肿渐消，纳谷增多，大便日二行，尿蛋白（++），舌淡苔薄，脉细弱。上方再增温补健脾之品，加附片10g（先煎），肉桂4g（后下），茯苓15g，7剂。

三诊：2月24日，药后尿量增多，每日2000mL左右，精神渐振，畏寒肢冷减轻，腰膝酸软好转，苔薄白，脉细弱。二诊方去肉桂，加怀牛膝12g，7剂。

四诊：3月5日，激素减少至维持量，尿蛋白阴性，血压、肾功能均正常，偶感头昏疲乏，嘱适当运动，慎起居，防外感，上方适当加减，以固疗效。调治两年，现患者已能正常工作生活。

按语： 本案青年女性患者两年前出现下肢浮肿，确诊为慢性肾炎、肾病综合征，在激素治疗减量过程中，因反复外感致浮肿时起时伏，尿量少，大便溏，日行2～3次，腰脊酸软，畏寒肢冷，神疲纳呆，舌质淡胖嫩、脉沉细无力。四诊合参，辨证属脾肾阳虚。脾失健运，命火式微，不能温养腰府，膀胱气化功能障碍，水液内停，溢于肌肤而全身水肿；阳虚生内寒，故畏寒肢冷，腰脊酸软；脾土虚寒失运则纳少、便溏，甚则五更泄泻；肾虚不固，精微下泄故尿中蛋白增多。因人体正气不足，外邪极易侵袭，致病情反复，病程迁延难愈。因患者脾胃之气不足，初期治疗不宜过量使用滋补药，以防"虚不受补"。首诊治以温补脾肾法，方选强肾汤加味，以健脾补肾，阴阳并补，使脾肾之气渐复。二诊时患者尿量渐多，水肿渐消，纳谷增多，提示脾胃纳运较前好转，正气渐复，可适当增加温补之品。三诊时患者尿量增多，精神渐振，畏寒肢冷减轻，腰膝酸软缓解，提示阳气渐复，维持二诊方药继以温阳散寒，另辅怀牛膝以滋补肝肾、强筋健骨。本病经治疗临床痊愈后，应重在巩固疗效，继以中药调治，防止旧恙复发。

四、补气养阴

黄精不仅能益肾填精，还能补气养阴，在抗疲劳、抗氧化应激、调节人体免疫等方面都有作用，在如乳腺癌、结核病等的治疗上都有较好的作用。

1. 乳腺癌

乳腺癌是女性最常见的恶性肿瘤之一，据资料统计，发病率占全身各种恶性肿瘤的7%～10%，在妇女中仅次于子宫癌，它的发病常与遗传有关，在40～60岁，绝经期前后的妇女发病率较高，仅1%～2%的乳腺炎患者是男性。通常发生在乳房腺上皮组织的恶性肿瘤。是一种严重影响妇女身心健康甚至危及生命的最常见的恶性肿瘤之一，临床上常以乳房肿块、泌乳障碍、乳腺癌的远处转移、胸痛、剧痛、水肿、乳头内陷、乳头溢液、乳头破碎等为表现。治疗以手术治疗和放射治疗为主，乳腺癌属中医学"乳岩""乳石痈"等范畴。

乳腺癌发病的内因是先天不足、正气不充、七情内伤、饮食失宜，外因为六淫不正之邪的入侵，内外合邪导致人体脏腑阴阳失调，痰瘀毒交结而成。乳癌的发病主要责之肝、脾、肾三脏，脏腑代谢过程中产生的痰、瘀、毒与外界六淫邪气相互搏结交接，聚而为毒，发为本病。乳癌患者术后气血大伤，再经放化疗元气更损，《医宗必读》提出："胃气一败，百药难施。"气血之来源，在于脾胃以消饮食也。加适当健脾和胃药能助中焦运化，调和阴阳，防止外邪；再者，亦可防止癌瘤的复发及转移。张志芳教授用生黄芪、明党参、红景天、茯苓、酒黄精等扶正固本，益气养阴以增强人体免疫力。用焦三仙、鸡内金、砂仁等健脾和胃，消食除胀，使脾胃健运，气血生化有源。

【医案举例】

患者甲，女，55 岁，因"发现左乳肿块 1 年"，2013 年 7 月 9 日在外院下行左乳癌改良根治术，术后病检：浸润性导管癌，腋淋巴结未见癌转移，免疫组化：ER60%，PR50%，CerB2（＋），nm23（＋），p53（＋），Ki67（20%＋）。术后共行 4 次 PAC 化疗（THP70mg/m^2，CTX0.7g/m^2，紫杉醇酯质体 210mg/m^2），25 天为 1 个周期，配合来曲唑口服内分泌治疗。患者为求中医药治疗于 2015 年 9 月 14 日来我院就诊。入院症见：左侧肩胛骨疼痛，左上肢麻木、抬举乏力，腰骶部、双膝关节疼痛，纳寐可，二便调，舌淡红，苔薄白，脉弦。

西医诊断：乳腺癌术后。

中医诊断：乳岩。

辨证：肝郁痰凝证。

治法：疏肝健脾，益气扶正，化瘀解毒。

处方：黄芪 30g，醋柴胡 5g，葛根 15g，桑枝 15g，藤梨根 15g，薏苡仁 15g，酒黄精 15g，忍冬藤 20g，神曲 15g，土茯苓 30g，木瓜 10g，牛膝 10g，炒蒺藜 15g，重楼 5g，茯苓 15g，白芷 15g，党参 15g，木香 10g，甘草 6g，郁金 10g。共 30 剂，每日 1 剂，水煎服，分早晚服，并嘱其避风寒，忌劳累，愉悦心情，饮食上忌食发物、反季蔬菜水果、养殖类水产品，避免食用油腻、辛辣、烟酒等食品。

二诊： 2015 年 10 月 12 日，连服 30 剂后患者左肩胛骨疼痛减轻，左上肢麻木、乏力稍好转，腰骶部、双膝关节疼痛减轻。食欲一般，夜寐欠安，二便正常。舌尖红，苔薄黄，脉弦细。上方改党参为 30g，去木瓜、牛膝，加酸枣仁 15g，莲子心 5g，合欢皮 10g，麦芽 15g，鸡内金 15g，皂荚刺 10g，共 30 剂。患者此后每 2～3 个月门诊复诊调整方药。随访至今，乳腺癌无复发、无转移。

按语： 本案为绝经期中年女性患者，行手术、化疗及内分泌治疗，正气耗损，气血大伤，治疗上以益气扶正为根本，化瘀解毒为重点。方中重用黄芪为君，用意：黄芪有祛腐生肌、托毒外出之效；黄芪为补中益气要药，与茯苓、明党参、酒黄精等共奏健脾扶正、益气养阴之功。柴胡苦泄辛散配合甘辛性凉之葛根，能鼓舞脾胃清阳之气上升；与木香、郁金、炒蒺藜相伍，能疏肝理气使气血畅，乳络通，同时使诸经右迁，生发阳明之气。六神曲消食和胃。忍冬藤、藤梨根、薏苡仁、土茯苓、重楼清热解毒，化痰散结。白芷活血祛瘀，芳香走窜，与桑枝共同引药达病所。牛膝、木瓜为下肢引经药，善治腰膝疼痛。目前该患者中药调理近 3 年，生活如常人。

2. 结核病

结核（Tuberculosis，TB）是常见并可致命的一种传染病，由分枝杆菌又称结核杆菌导致。结核病属中医学"瘰疬"范畴。结核病的致病原因为感染结核杆菌，结核感染的全身中毒症状包括潮热、盗汗、进行性消瘦等；同时因感染的部位不同而出现受感染脏器的局部症状，如咳嗽、咯痰、咯血；皮肤溃破流清稀脓液；骨骼疼痛、功能受限等。总体来讲，证属阴虚内热多见，根据体质的不同可兼夹他证，或至后期阴损及阳形成阴阳两虚之证。凡先天禀赋不强，后天嗜欲不节，忧思劳倦或大病久病失于调治，正气先虚，抗病力弱，而致"痨虫"乘虚为患。而感染结核杆菌之后，病邪损耗人体正气，初见气阴耗损，渐可成阴虚火灼之证，后期阴阳俱损，病情危殆。正虚邪恋，在脏常涉及肺脾肾，其病理属性有气血阴阳之不足。

治疗以"补虚杀虫"为大法，补虚之药主要在于补益肺、脾、肾三脏之气阴，而杀虫除了传统意义的清热解毒药物之外，还参考现代药理研究，选用具有抑制结核杆菌生长的中药，如黄精、夏枯草等。

【验案举例】

王某，男，26岁。2009年4月14日，初诊，主诉：反复左膝肿痛2年，头痛1年。两年前患者因"反复左膝肿痛1月，潮热、盗汗20天"，在某医院住院，诊为"双肺及左膝关节结核"，在该院给予抗结核药物治疗。2008年6月出现头痛而麻、左侧肢体感觉迟钝等症，在成都某结核病医院诊断为"双肺及左膝关节结核，结核性脑膜炎"，给予"抗结核，甘露醇、地塞米松降低脑水肿，支持对症"等治疗近半年，患者双肺及左膝关节结核已治愈，唯余头痛头麻，左侧肢软、麻木，感觉迟钝等症无好转，且头痛加重，在绵阳某医院作脑磁共振，发现脑部多个化脓灶病，脑中线向右偏移约0.7cm。患者因久治效差，多种抗结核药耐药，情绪悲观，求治于李老。症见：头痛而胀，头时麻木，思睡而不能入睡，食欲不振，心烦欲呕，时流涎沫，潮热盗汗，形体消瘦，面色㿠白，精神不振，舌暗红边有齿痕，苔白，沉弦涩，左尺不显。

西医诊断：结核。

中医诊断：痨病。

辨证：肺脾气虚，久病及脑，兼夹湿热。

治法：抗结核解毒，健脾补肺，清热除湿。

处方：党参30g，黄精50g，土茯苓50g，黄连10g，砂仁12g，法半夏15g，佛手12g，麦芽50g，山楂30g，甘草10g，五朵云50g，萆草

50g，连翘15g，川芎15g，天麻15g。三煎混合，分6次服用。禁食辛辣及腌卤制品，因患者对抗痨药产生抗药性，故嘱停服一切西药。

二诊：2009年4月24日，服上方后，口流涎已止，精神状态好转，仍干呕，食欲不振，头昏胀痛（患者未至，由家人代诉）。药已中病，按前法加减施方，头昏胀痛未减，导致心神不宁，干呕随之。宜于方中重用钩藤平肝镇痛。处方：钩藤30g，夏枯草30g，黄芩30g，连翘15g，土茯苓60g，黄精60g，法半夏15g，枳壳12g，黄连12g，五朵云30g，葎草50g，麦芽50g，山楂30g，大枣30g，川芎15g。

三诊：2009年6月12日，服中药近两个月后，现病情大好，头痛头晕减轻，已不麻，行动有力，食量好转，小便频，睡眠欠佳。脑MRI检查：脑脓肿已消失，脑中线向右偏移已消失，现左脑及小脑半球见多发结节灶或环状强化灶，伴发斑片状脑水肿及轻度占位效应。第三脑室及右脑室轻度扩大。苔白厚滑，舌质淡红，脉沉弦微数，左尺不显。治以解毒杀虫，健脾益气除湿，调肝活络。处方：党参50g，白术15g，苍术15g，茯苓30g，黄精60g，土茯苓60g，砂仁12g，小茴香12g，制女贞子30g，泽漆30g，葎草30g，黄柏15g，大枣50g，神曲30g，川芎15g，赤芍30g，生姜10g，紫花地丁30g。

四诊：2009年7月3日，近半月来感疲倦乏力，厌油，呕恶，肝区不适，巩膜轻度黄染。查肝功谷丙转氨酶，谷草转氨酶均增高，舌红苔薄黄干，脉沉弦。考虑患者久病，且久服多种药物，致伤及肝脾，肝郁脾虚，湿热困脾。治以健脾调肝，清热除湿，兼滋阴活血。处方：党参30g，白术30g，茯苓30g，黄精50g，土茯苓50g，夏枯草30g，生姜12g，山楂30g，制女贞子30g，五味子12g，丹参30g，茵陈30g，栀子12g，甘草10g，炒苍术15g，紫花地丁30g。

五诊：2009年11月9日，精神食欲均明显好转，现偶尔头痛、失眠、小便黄、耳鸣、右手时感无力，脑部MRI检查病灶均较上次明显减小。舌淡红，苔薄白润，脉缓。治以补肾健脾，活血解毒。处方：白术30g，黄精50g，土茯苓50g，党参30g，熟地黄30g，山药30g，茯苓15g，制

128

仙人余粮 黄精

女贞子 30g，神曲 30g，丹参 30g，菊花 15g，甘草 10g，枳壳 15g，萆草 30g，山楂 30g，珍珠母 50g，紫花地丁 30g。另配调养方：党参 150g，白术 100g，黄精 200g，制首乌 150g，夏枯草 150g，紫花地丁 150g，五味子 75g，山楂 150g，山药 150g，丹参 150g，土茯苓 200g，甘草 50g，制女贞 150g，黄连 75g，柏子仁 150g，白及 150g。上药研细末，炼蜜为丸，每丸 10g，每次 1 丸，每天 3 次。随访，患者诉一切良好，仍在继续服用丸药。

按语： 在本案痨毒与抗痨西药之毒交相为害，毒伤多脏，脾胃最烈，故见食欲不振、心烦欲呕、时流涎沫诸症。因而在施抗痨解毒的同时，着重培中土。方中用党参、甘草、法夏、砂仁、麦芽、山楂、佛手等消补并施。唤醒脾阳，修复胃气，冀中土旺而生金，"纳谷者昌"也。

第九章　黄精产业

一、黄精市场分析

1. 需求量日益增加

黄精是我国常见的药食同源药材，具有延缓衰老、免疫调节等作用。黄精属植物品种繁多，适应性强，分布于黑龙江、吉林、辽宁、河北、山西、陕西、内蒙古、宁夏、甘肃、河南、山东、湖南、安徽、浙江、江西等地，多以栽培品种为主，其中药用黄精规定的品种只占黄精属植物总品种的 7.5%，为多花黄精、黄精和滇黄精。随着我国经济的快速发展，人们的健康保健意识进一步增强，对健康营养产品的需求进一步扩大。黄精作为药食同源产物，具有很高的药用与营养价值。黄精及其化合物的治疗和保健作用已得到证实和认可，并广泛应用于生物医学和食品工业。黄精在医药、保健、化妆品、食品等领域的应用日益扩大，需求也日益增加。

近年来，随着人们对黄精价值认识的提高，目前食用量早已超出了药用的需求量，据统计全国每年需求量在 8000 吨左右。黄精不仅是药食兼用的品种，也是出口创汇的品种之一，市场潜力巨大，用量逐年增加，野生资源已不能满足市场需求，价格不断攀升。

2. 具备产业潜力

种茎的分拣销售：2019 年全国黄精种茎销售额约为 1.4 亿元，黄精种植面积约为 5 万亩，种茎的分拣销售主要集中于湖南、湖北两省，约占市场销售量额的 60%，并且已经辐射到周边省区。

仙人余粮
黄精

食品加工和销售：2019 年全国食品加工的黄精产值约为 2 亿元，食品黄精的销售额约为 6 亿元，主要集中于安徽、湖南和四川，其中安徽和湖南食品黄精加工和销售占据 80% 以上的市场份额。

黄精精深加工：2019 年全国黄精精深加工产值仅为 5000 万元左右，未见产值过亿元的黄精精深加工企业。湖南、安徽均有零星小微企业从事精深加工，由于资本、市场、技术、人才等制约，尚未形成有规模的企业。

黄精药品：药用黄精的产值 2019 年约为 2.5 亿元，主要以黄精切片为主，其中 90% 均源于四川，基本通过安徽亳州、河北安国等中药材市场渠道销售，用于生产含有黄精的复方中成药。

黄精食药同源口感好，产品多元化，迎合现代大众健康需求。当今社会快节奏的生活，巨大的工作压力令许多现代人都处于亚健康状态，头痛头晕、夜寐不安、心情烦躁、腰酸背痛等阴虚体质、亚健康的人群越来越多。黄精作为优质杂粮，已开发出与饭伴侣、代餐粉、面条、九制蜜饯、粉丝、馒头、粽子、饼干、月饼、酒、糖（丸）、饮料；作为保健品，已开发出增强免疫力、缓解体力疲劳、辅助降血糖、辅助降血脂、延缓衰老、改善睡眠、辅助改善记忆、增加骨密度、对化学性肝损伤有辅助保护作用、改善营养性贫血、抗氧化等系列保健食品。

黄精是适用于糖尿病患者及老年人性价比较高的食疗产品之一。开发黄精成配方食品、辅食营养补充品、运动营养食品，以及其他具有相应国家标准的特殊膳食用食品和保健食品潜力也十分巨大。此外，黄精除根茎外，叶、花、实皆可食用，开发成辅粮、菜、茶，潜力很大。

黄精林下规模化种植技术基本成熟。2015 年以来，黄精在浙江、云南、贵州、湖南、江西、安徽、广西、四川、湖北等地快速发展，一个很重要的原因就是黄精在支撑脱贫致富、乡村振兴中发挥了重要作用。其中，贵州省政府提出"环梵净山百亿黄精产业"，湖南新化提出打造"新化县百亿黄精产业"，浙江磐安提出打造"磐安县百亿级黄精产业"。浙江淳安，湖南安化、新晃、洪江，重庆秀山、石柱，江西铜鼓，四川筠连，安徽青阳、金寨，云南普洱、曲靖，贵州印江、六盘水，山东泰安，辽宁抚顺等地的黄精产业规模也迅速发展，发展面积均在万亩以上。如果在10%的储备林、5%的经济林下种植黄精，可生产黄精569万吨，种植业产值可达4268亿元。黄精遗传多样性丰富，品种改良和高效栽培潜力巨大。

3. 市场问题分析

黄精的应用领域拓展在近几年发展较快，由此引起了较为突出的市场供需矛盾，产生了伪品充斥市场、资源匮乏、物种混杂等问题。

（1）伪品充斥市场　黄精原药材的外观性状较为独特而显著，相对较难以其他药材冒充，因此少见报道。但黄精商品经过炮制后，其外观性状发生了较为明显的变化，且与原药材的差异十分明显，因此，自20世纪90年代以来，一直有关于黄精炮制伪品的报道，包括酒黄精伪品酒制菊芋，黄精伪品可能有玄参和蔷薇科植物的果肉。伪品的存在会扰乱正常的市场和经济秩序，同时必然会引起药材质量和疗效的下降。

（2）资源匮乏　随着黄精在药物、保健品和化妆品等领域的开发，其应用领域拓展十分迅速，市场需求量逐年增加，价格稳步上升，市场缺口日益增大，市场供需矛盾进一步突出，资源匮乏已经成为制约黄精产业发展的因素。因此，一方面应加强资源保护，另一方面应积极开展人工繁育和种植技术的研究，以实现资源有效保护和中药材种植产业的持续发展。

（3）物种混杂　随着黄精需求量的逐渐增大，黄精的价格逐年上涨，受利益驱使，各种黄精伪品混入市场，严重影响了市场的健康发展。《中国药典》仅规定了3种黄精属药用植物，但各地报道被作为黄精入药或收购的同属植物多达10余种。针对生产中和市场上物种混杂不清的问题，应加强物种鉴别技术的推广应用，加强市场规范和管理；也应积极开展同属物种的药用功效和价值研究，对其能否入药以及其效用等加以分析和评价，以保证药材质量并实现资源的合理利用。

二、黄精保健品

1. 保健品的功效

黄精保健食品的功能与其传统功效、产品配方相关。黄精常用于治疗脾胃气虚、胃阴不足、肺虚燥咳、精血不足、腰膝酸软、内热消渴等。目前已上市黄精保健食品的保健功能以增强免疫力、抗疲劳为主。黄精常用来制作膏方，有较好的补益效果。

2. 保健品的相关分析

根据保健食品批准文号，统计 1997 ～ 2019 年上市的黄精保健食品数量：从 1997 ～ 2007 年黄精保健食品呈现先上升后下降趋势，其中 2004年、2005 年获批产品数为 60、40 个；2004 年为最高峰（占获批产品总数的 17.1%），2005 年为次高峰（占获批产品总数的 11.4%），2008 ～ 2011年间变化较为平缓，之后 2013 ～ 2015 年黄精保健食品的申报数量逐渐呈上升趋势，但 2016 ～ 2018 年整体呈下降趋势，2018 年降至最低值。

研究发现，351 种黄精保健食品共有 20 种保健功能。未知保健功能的产品为 4 个（1.1%），仅有一项保健功能的产品为 238 个（67.8%），有两种或两种以上保健功能的产品为 109 个（31.1%）。分析黄精保健食品保健功能，抗疲劳出现 162 次（36.2%），增强免疫力出现 148 次（33.1%），调节血糖出现 41 次（9.2%），延缓衰老出现 23 次（5.1%），改善睡眠出现14 次（3.1%），对化学性肝损伤辅助保护功能出现 10 次（2.2%），改善记忆、增加骨密度、调节血脂等 14 项仅占总数的 11.1%。

在此次分析中，关于剂型分布的结果显示，在 351 个黄精保健食品中包括 10 种剂型，其中胶囊（49%）、药酒（19%）的占比较高，其次为口服液（12%）、片剂（9%）、颗粒（4%）、茶剂（4%）、丸剂（3%）等。胶囊是中成药和保健食品中最常见剂型之一，具有携带方便、使用简单的特点。胶囊型黄精保健食品常见。黄精醇提取物的主要成分为黄精多糖、黄精皂苷等，且黄精醇提取物具有抗氧化等作用，药酒剂型利于有效成分溶出，而且口感好，利于消费者接受，因此，黄精药酒在保健食品中占比也高。

3. 保健品的现状

（1）黄精保健品原料初加工现状　黄精最早的加工方法见于南北朝时期的《雷公炮制论》，曰："凡来得以溪水洗净后以己至子，刀切薄片，曝干用"。《千金翼方》曰："九月末挖取根，拣肥大者来日熟蒸，微曝干以蒸，待再曝干，食之如蜜，即可停。"此法为重蒸法。现在加工黄精常采用的是将其放入锅内，加清水至黄精被浸没，烧煮，在煮的过程中及时添水，煮熟至透心后的黄精根茎晒至五成干，放入蒸笼内隔水蒸约4小时，取出再晒。如此反复蒸晒多次，直至表面呈黑色，内部呈黑棕色，再将浓缩液淋在黄精上，拌匀后再蒸，最后晒或烘干，置荫凉处存放。综合考虑药材的内在质量和药材的外观、口感，研究规范科学的炮制方法势在必行。通过严格控制蒸煮时间和干燥温度，对黄精加工过程中黄精多糖、总糖、皂苷、水浸出物、乙醇浸出物、正丁醇浸出物、颜色、品味的变化进行对比分析，确定黄精最佳产地的加工方法，制定饮片质量标准，既能体现中药多成分、多层次、多靶点的作用特点，又可以评判制备工艺、控制产品质量，具有科学性和创新性。

（2）黄精保健品深加工的现状　目前我国黄精产品的开发还处于初级阶段，由于黄精是药食同源植物，产业入门槛低，导致产品科技含量低、规模小，市场上主要为鲜品、生晒、蒸晒等初加工产品，单味配方的加工产品如黄精茶、黄精粉、黄精丸、黄精酒等产品最为多见，精深加工的保健食品市场占有率很少，未见有产值规模上亿元的著名品牌。

在天然药物的研究开发中，对于治疗心脑血管疾病、肝炎、肿瘤、糖尿病等的新药研制，一直是国内外医药产业研究的热点。而黄精在提高人体免疫能力、抗肿瘤、抗衰老、抗病毒、降糖等方面的作用已被现代医学所证实。因此，黄精的深加工必须从其有效成分和药理活性研究出发，在研制新药的同时，兼顾保健食品和化妆品的研究，实现黄精的综合利用。

三、黄精功能食品

黄精适口性好，甘甜爽口，根茎肥厚，含有多种营养成分，包括但不限于淀粉、糖分、脂肪、蛋白质、胡萝卜素、维生素等。黄精状如甘薯，可作蔬菜食用，将其根茎蒸熟和猪肉焖炒，就能变为美味佳肴；亦可烹制药膳，如膏、饼、粥等。日饮黄精煎汁，可强身健体，对于病后恢复体力特别有益。黄精根茎不仅含有许多大量元素和微量元素，而且含有十几种必需氨基酸，可以加工成多种保健品。黄精还可以做成固体食品（如蜜饯、干果等）或液体食品（保健饮料和酒等）。

（一）黄精食品与工业化

我国具有非常丰富的中药黄精资源，黄精有明确的保健效果，应该持续推进中药黄精的食品化进程。

1. 液态饮品

（1）功能饮料　①黄精甜橙饮料。②黄精甜米酒复合饮料。③蓝莓、黄精、山药枸杞复合功能饮料。

（2）黄精酒　黄精能提高产酒率、酵母的生长速率。在酒中直接加入黄精或黄精提取物可以调制成黄精露酒。半干型清爽型保健黄酒一般是在清酒中添加适当比例的黄精提取液、蜂蜜和陈香雪酒调制而成。研究表明，黄精山楂酒中含有 38 种挥发性成分，其中醇类、酯类和酸类各占56.86%、18.41% 和 17.34%，醇类和酯类挥发出独特的醇香和酯香。黄精苹果酒以酒黄精和苹果为原料，黄精苹果酒比两种原料（酒黄精和苹果）所含的风味物质的种类和含量大幅提升，说明发酵过程使风味和营养物质提高。

（3）黄精乳品　黄精提取物与鲜奶先混合后发酵成保健酸奶，具有良好的口感和丰富的营养。配方为白砂糖和黄精提取液各占 6% ～ 8% 和0.5%，发酵温度 41 ～ 42℃。研究表明，饮用黄精酸奶降脂效果优于单纯食用黄精或饮用酸奶。

2. 黄精固态食品

黄精固态食品主要有黄精脆片和黄精固态饮料（如黄精粉和黄精奶粉）等。黄精粉末或黄精提取物分别按比例与淀粉原料先混合后微波膨化处理，研制成不同的黄精脆片食品。其固体饮料有多种形式，如黄精提取物与其他原料调配后制成黄精泡腾片，这种固体饮料具有易于生产、保存、储运等优点，具有广阔的市场前景。

应用喷雾干燥和真空冷冻干燥等技术，加工的优质黄精粉，不仅可调配固体饮料，而且可用作黄精保健品的原料。比如，功能性中老年黄精奶粉是由黄精提取物或黄精粉末与中老年奶粉混合调配而成。采用最佳比例配方研制成功当归黄精果冻，主药（当归和黄精提取物）23%、荞麦11%、明胶0.38%、蜂蜜7.6%和脱氢乙酸钠1.4%，加水至100%。经过一系列工艺流程，最终调制出当归黄精复方果冻，饱满光滑、口感细腻，既有食用价值又有保健功效，老少皆宜食用。

张松等研制出黄精薏米馒头，最佳工艺条件：面粉100%，安琪活性干酵母1%，泡打粉0.5%，猪油2%，黄精粉添加量2.2%，薏仁粉添加量4%，加水量60%，白砂糖3.6%，加糖量4%。

此外，利用黄精还可以制作饼干、面条、米粉、代用茶、黄精渣面包、黄精蜜脯等食品。多样化利用黄精的食用价值，可以提高黄精深加工能力，丰富黄精食品种类。研发黄精食品任重道远，目前食品店黄精类产品仍很稀少，主要以药品形式在药店销售。

（二）黄精药膳

黄精甘甜、适口性好，且具独特的风味，民间广泛烹制黄精药膳，如黄精酒、黄精煨猪肘、黄精炖鸭、炖黄精、黄精馒头、沙拉黄精卷、古法黄精蒸鱼、黄精老鸭汤、黄精三宝、双色黄精膏、黄精炒肚条、黄精鸡等，在《中国药膳大辞典》中就记载着各类不同的黄精药膳，可以满足生活中多种场景的需求。

1. 粥

（1）黄精粥　黄精 15g，粳米 100g，白糖适量。先煎黄精，去渣取汁，后入粳米煮粥，候熟，加入白糖调匀。空腹食之。功能补中益气，润心肺，强筋骨。本品适用于脾肺气虚，倦怠乏力，饮食减少，咳嗽气短，干咳无痰，或肺痨咳血。

（2）冰糖黄精粥　黄精、小米、冰糖各适量。上三味加水共煮作粥，随量食用。本品适用于脾肺气虚，倦怠乏力，饮食减少，咳嗽气短，干咳无痰，或肺痨咳血等症。

（3）生地黄精粥　生地黄、黄精（制）、粳米各 30g。生地黄、黄精水煎去渣取汁后，入粳米同煮为粥。功能滋阴补肾。本品适用于肾阴不足，绝经前后头目昏眩，心烦易怒，情志失常，手足心发热，或月经不调。

2. 汤

（1）黄精炖猪瘦肉　黄精 50g，猪瘦肉 200g，葱、生姜、食盐、料酒、味精各适量。将黄精、猪瘦肉洗净，分别切成长 3cm、宽 1.5cm 的小块，放入锅内，加水适量，放入葱、生姜、食盐、料酒，隔水炖熟。食用时，加味精少许，吃肉喝汤。功能养脾阴，益心肺。本品适用于阴虚体质的平时调养，以及心脾阴血不足所致的食少、失眠等。

（2）黄精山药炖鸡　黄精 15～30g，山药 100～200g，鸡 1 只。鸡洗净切块，与药同入盆中，隔水炖熟，调味服食。隔日 1 剂，连服数剂。功能滋阴潜阳，补益肝肾。本品适用于更年期综合征见面部阵发性潮红，精神紧张，心烦易怒，手足心热头晕头痛，耳鸣，多汗，失眠，口干便结胃纳不佳，腰膝酸痛。

（3）黄精炖鸭　鸭子 1 只（约重 2000g），黄精 30g，橘子罐头半瓶（约重 200g），鸡汤 750g，精盐、料酒各 10g，鸡油 50g，味精、白糖各适量。淀粉少许。黄精水煎取汁两次，去渣，合并药液，加热浓缩至 30mL；鸭子从背部剖开内脏，洗净，置于盘内，加入精盐、料酒、味精、白糖的各一半，上笼蒸 1.5 小时，取出：另用一锅，底部放入竹垫，鸭腹向下，放在竹垫上，加入原汤、橘汁、鸡汤，及各种调料，置火上炖25分钟后，将鸭子连竹垫一起取出，鸭脯向上翻扣在盘内。鸡油、水淀粉倾入原汤内，勾成汁，淋在鸭身上，周围用橘子围边。功能补虚润肺。适用于体虚乏力，心悸气短，肺燥咳嗽，及糖尿病等。

（4）党参黄精猪肚　党参、黄精各30g，山药60g，橘皮15g，糯米150g，猪肚1具。猪胃洗净，党参、黄精煎水取汁，橘皮切细粒，加盐、姜、花椒少许，一并与糯米拌匀，纳入猪胃，扎紧两端，置碗中蒸熟食。本方以党参、黄精补脾益气，山药滋养补脾，橘皮理气健胃。本品用于脾胃虚弱，少食便溏，消瘦乏力。

（5）黄精二乌汤　黄精20g，当归身5g，鸡血藤12g，乌骨鸡肉100g，乌贼鱼（水发）50g。制作时，先将洗净切好的黄精、当归身、鸡血藤用纱布包裹，与鸡肉同置砂锅内，加入清水适量，用武火烧至欲沸时，打去浮沫；然后将水发乌贼鱼肉及生姜、料酒、葱白、食盐等佐料同放入锅内，改用文火煨炖至鸡肉熟烂为度，弃纱布包，拣取葱、姜后备用。功能益气补血，滋养肝肾，活血调经。本品适用于肝肾不足、阴血亏虚、血滞胞脉所致的月经延期，经血量少，色紫暗有块，甚或经闭，或经行腹痛，并见腰膝酸痛、关节不利等；还可用于妇女原发或继发性闭经、月经前后紧张综合征等。建议每日1剂，分次佐膳吃肉喝汤，可常服。

3. 主菜

（1）黄精牛肉　黄精30g，黄牛肉1500g，冬笋、猪油各100g，陈皮、小茴香各10g，生姜、葱各15g，精盐4g，胡椒粉、花椒各3g，酱油20g，汤2000mL。将牛肉切成大块，用清水泡两小时，余去血水后，捞起晾凉切成条；生姜洗净拍破；葱洗净切长段；冬笋切厚片。锅置火上，放入猪油，烧至六成热，下姜、葱偏出香味，再入牛肉条、精盐、陈皮、小茴香、胡椒粉、花椒，注入清汤、酱油、料酒，用大火烧开，打去浮沫，加入冬笋，用小火烧至牛肉熟时，拣去葱、姜不用，收汁装盘。功能补脾益阴。本品适用于脾虚、饮食减少、疲倦、精血不足、筋骨酸软等症。

（2）黄精烧鸡　鸡1只（约2000g），黄精50g，党参、怀山药各

25g，生姜、葱各15g，精盐5g，胡椒粉3g，料酒50g，味精2g，化猪油70g，肉汤1500mL。将党参洗净切5cm；山药洗净切片：鸡宰杀后去毛及内脏，剁去脚爪，入沸水锅中汆透。捞出砍成骨牌块；生姜洗净拍破；葱洗净切长段。锅置火上，放入猪油，下姜、葱煽出香味，放入鸡块、党参、山药、黄精、胡椒粉，注入肉汤、料酒，用大火烧开，打去浮沫，改用小火慢烧3小时，待鸡肉熟时，拣去姜、葱不用，收汁后入味精调味即成。功能补脾胃，安五脏。本品适用于脾胃虚弱、便溏、消瘦纳少，对女性因性生活过度所致腰酸、疲乏、尿频等均有一定疗效。

（3）黄精鳝片　大鳝鱼肉600g，炙黄精、生姜各10g，莴笋150g，料酒、湿淀粉各30g，精盐5g，白糖6g，味精2克g，胡椒粉3g，麻油10g，菜油75g，肉汤适量。黄精用温水洗净，剁成细茸：鳝鱼肉洗净，片成薄片；生姜洗净剁成姜米；莴笋剥去皮切片。将黄精、精盐、味精、胡椒粉、白糖、料酒、湿淀粉、肉汤调成汁；净锅置火上放菜油烧至七成热时，下鳝鱼片爆炒，快速划散，随即下姜米、莴笋片炒几下，倒入调好的汁勾芡，淋上麻油装盘。功能补虚损，强筋骨。本品适用于风寒湿痹、筋骨软弱、产后体虚。

4. 甜品

（1）黄精蜂蜜煎　黄精、蜂蜜各30g。黄精洗净，与蜂蜜加水同煎。功能益气养阴，补虚。本品适用于小儿营养不良，以及成人下肢痿软、体质虚弱等。

（2）黄精冰糖煎　黄精、冰糖各30g。黄精洗净，与冰糖加水同煎，用文火煎煮1小时。功能益气养阴，润肺补虚。本品适用于肺阴虚、低热不退干咳少痰、痰中带血等。

（3）蜜饯黄精　干黄精100g，蜂蜜200g。将黄精洗净，放入铝锅内，加水适量浸泡透发，再以小火煎煮至熟烂、汁干，加入蜂蜜，煮沸、调匀，待冷装瓶。功能补益精气，强健筋骨。本品适用于下肢痿软无力等。

5. 药酒

（1）药酒配方Ⅰ　黄精（去皮）3000g，天冬（去心）1800g，松叶、枸杞根各 3000g，糯米 10000g，酒曲 5000g。上 4 味药，捣成粗末，以水 30000mL，煮取 20000mL，蒸米同曲，密封 14 天后，随个人酒量饮用。有延年益寿、返老还童之效，饮用时忌吃桃、李、雀肉。

（2）药酒配方Ⅱ　黄精 2400g，天冬（去心）1800g，苍术 2000g，松叶 3600g，枸杞根 1800g。上药都锉，加水 200000mL，煮取汁 70000mL，浸酒曲 6000g，炊米 70000g，如常法酿酒，候熟，随个人酒量饮用。本品有延年补养、发白再生、齿落更生之效。

（3）药酒配方Ⅲ　黄精、苍术各 2400g，枸杞根、柏叶各 3000g，天冬 1800g，酒曲 6000g，糯米适量。将黄精、苍术、枸杞根、柏叶、天冬各药一起加水共煮，加酒曲、糯米混合均匀，放入净器中，密封 7 日后，随个人酒量饮用。本品有壮筋骨、益精髓之效。

（4）药酒配方Ⅳ　黄精、苍术各 2000g，枸杞子、柏叶各 2500g，天冬 1500g，酒曲 5000g，糯米适量。将诸药煮汁，与酒曲、糯米如常法酿酒，封 7 天后饮用。每次一小盅。功能益脾祛湿，乌发，润血燥。本品适用于风湿痹痛、体虚乏力、须发早白、肺燥干咳、心悸气短。

（5）药酒配方Ⅴ　黄精 50g，首乌、枸杞子各 30g，米酒或白酒 1000g。将药浸泡酒中，封盖 7 日。每次 1～2 小杯，每日 3 次。功能补肝肾，益精血。本品适用于肝肾不足、腰膝酸软、头晕失眠、头发早白、神经衰弱。

6. 茶饮

（1）黄精茶　黄精 10g，罗布麻叶 5g。水煎，取汁，代茶饮。本品适用于高血压。

（2）黄精冰糖煎　黄精、冰糖各 30g。黄精洗净，放入冰糖后加水，文火煎煮 1 小时。早晚分服。功能益气养阴，润肺补虚。本品适用于肺阴虚、低热不退、干咳少痰、痰中带血。

（三）黄精种植探索

（1）易栽培，产量高　目前黄精亩产鲜品 4000kg 左右，最高可达

6000kg。黄精分布从我国西南云贵高原，到东北大小兴安岭；从东部闽浙低海拔沿海山区，到西部高海拔山区；只要有山地和丘陵，就会找到黄精。有黄精的地方，就可以建立黄精生产基地。

（2）可以林下种植，不与主粮争地　国内很多学者以黄精属植物黄精为材料，研究了黄精规范化栽培措施，证明黄精适宜在庇荫条件下生长，其产量和质量差异，苹果与黄精间作＞玉米与黄精间作＞遮阳棚下黄精单作＞裸地黄精单作。2013年3月下旬，研究者采集云南河口山林野生滇黄精根茎，在南溪农场七队试种，试种黄精4.95亩，搭棚遮阳。2015年5月6日收获测产，新鲜黄精总产量为5488公斤，质量优良，折合1107公斤/亩，按市价折合产值12193元/亩，说明云南滇黄精可以由野生转向人工种植。采用多花黄精根茎繁殖苗分别在毛竹林、阔叶树林、杉木林、马尾松林的林冠下进行种植效果比较。结果表明，在同等条件下，4种林分类型林冠下种植的多花黄精生长量和根茎产量高低顺序依次为毛竹林＞阔叶树林＞杉木林＞马尾松林。研究不同Ⅰ林分下套种黄精技术及生长量，包括杉木林、毛竹林、猕猴桃林和红花油林等林种，与黄精间作套种，发现毛竹林下和红花油茶林下黄精长势较好。

（3）适合规模化种植、产业化管理　湖南省益阳市安化县是天然的中药宝库，有丰富的杉木林资源，杉木杆直，高达，林下荫蔽且通透，其枝叶掉落后变成腐殖质，肥效较好，也能起到覆盖作用，适合黄精等喜阴药材的生长。因柘溪水库形成了独特的库区小气候，温和湿润，冬暖夏凉，冬夏温差较小，湿度大，云雾多，有益于黄精多糖、浸出物的积累。经检测，库区乡镇所产黄精成色好、品质优。种植黄精有着较大的经济效益，黄精采收期3～4年。

四、湖南省黄精种植技术

湖南新晃、安化等地盛产黄精（彩插图9-1、彩插图9-2、彩插图9-3），有多年的栽培历史，对其种植经验介绍如下。

（一）新晃黄精地膜覆盖高产密植栽培技术

新晃黄精是怀化山区出产的优良黄精品种，它集中分布在海拔500～1200m的高山，并以新晃县及周边地区品质最佳，其干货浸出物和黄精多糖均超出《中国药典》标准要求。新晃黄精人工栽培历史悠久，经多年摸索，孙伟、胥雯总结出一套新晃黄精高产密植栽培技术，将其经验分享如下。

1. 土壤及田块

选择新晃黄精喜土层深厚、透气性好、有机质含量高的板页岩风化土或者紫色砂岩风化土，高产密植以海拔500m及以上排灌方便的林缘或者溪谷小盆地田块为最佳。

2. 种子处理

9～10月份种子变黑成熟后选高大健壮植株采种，放入容器内堆沤72小时左右，待果皮变软果肉腐烂后，戴上棉布手套搓洗，再用清水洗掉种皮及果肉黏液。将沥干后的种子和干净河沙按照1∶2的比例均匀混合，按5cm的厚度放入冷库或者溶洞内打破休眠，覆盖稻草保持含水量60%左右。次年3月份，将种子取出，用赤霉素50mg/L和细胞分裂素70mg/L混合溶液浸泡5小时，取出沥干，备用。

3. 苗床准备

选地势高、排水通畅、通风良好、背晒的肥沃田块，建标准钢架塑料大棚，覆盖顶膜。棚内每公顷施22500kg腐熟牛羊粪和1500kg草木灰或300kg高钾型复合肥，深挖耙细，再按照1.2～1.5m的规格开厢做苗床，耙平。

4. 播种

用80%多菌灵粉剂或者70%甲基硫菌灵粉剂按照1000～1500倍拌细土制作药土，均匀撒施在苗床表面。再按照每平方米10g种子的密度，将种子均匀撒施，再覆盖2cm厚的腐殖土或者通用型育苗基质，再覆盖3cm厚的松针或5cm厚的干净稻草，浇足底水。新晃黄精播种后到次年3

月出苗，其间的管理主要以水分管理为主，保持苗床见干见湿，润而不滞为佳。夏季高温季节注意保持遮阳网覆盖，冬季扣上膜适当保温。

5. 大田准备

3月中下旬，每667m^{2}施腐熟有机肥3000kg、三元复合有机肥100kg、微量元素肥1kg或者施有机无机复混菌肥300kg和菜枯200kg做底肥，深翻，1.2m宽开厢，再覆盖黑色地膜，然后按照株行距50cm×80cm点播玉米，用于遮阳。

6. 移栽

播种后次年3月份苗高30～40cm则可以开始移栽。移栽前一天将苗床浇足水，次日用铲子将整个苗床铲松，再将幼苗带土拔出。移栽时先用楔形竹片插入土中约10cm，前后摇动，再将黄精幼苗根系整体放入孔中，摁紧，浇定根水后定植孔用腐殖土或者育苗基质封住，以防杂草滋生。每亩栽6000～8000株，株行距约20cm×20cm。约5日检查成活率，开展补苗。

7. 田间管理

移栽后当年主要以水分管理为主，基本无病虫草害。移栽后次年出苗之前，地膜腐烂程度高则不需破膜；反之要破膜。出苗之后，结合防治红蜘蛛和炭疽病，喷咪鲜胺等农药的时候配合使用磷酸二氢钾或氨基酸肥或微量元素肥料作根外追肥。株高1.6m可以打顶，防止倒伏并促进地下部分生长。移栽后第二年的管理与上一年相类似，除留种田可在更高节位打顶，并按30°在厢面交叉插入带枝条的竹竿，防止倒伏。整个大田生长其间全程要防止田间积水，防止人畜在厢面上行走。

一般来说，移栽后的第三年11月份左右倒苗后便可采挖，每667m^{2}地产量最高达到6000kg，产值可达10多万元。

（二）新晃仿野生黄精栽培受技术

杨丽萍等人改良和创新了仿野生黄精栽培受技术，使黄精的质量和产量都有了较大的提高。不仅有利于黄精品质的提升，而且有利于林下经济发展，推动林业产业升级。

1. 选择适宜的栽培林地

与黄精生长特性充分结合，首选红黄壤或者沙壤土，12°～30°坡度的阴坡与半阴坡，没有应用过化学药剂进行除虫、除草的杉、松、枫树林地，杉木林地应当选择近 0.4～0.6 郁闭度的林地，林下应当达到 35%～55% 的透光率。松林地以 0.5～0.7 郁闭度效果更好，枫树林地以中幼龄林为最佳，进行修枝，根据三行将一行去除，留出空地进行黄精栽培，确保林分处于 0.6 左右郁闭度。

2. 整地

秋季开展整地工作，将灌草砍除，土壤进行 10～25cm 深翻，根据杉木、松林行间空地进行做畦，长度根据地块实际合理确定，将排水通道以及作业通道充分留出，将其中的杂草、石块全部挖出。

3. 种茎处理

林下套种黄精通常运用种茎，首选 1～2 年生无病虫害、健壮、具有饱满顶芽种茎作种。将种茎在秋季挖出，选择先端幼嫩部位，进行数段截取，晾晒伤口，或者通过草木灰对伤口部位进行处理，便可栽种。

4. 适期栽种

新晃在春季 3 月，或秋季 10 月份进行栽种，将地块整好之后，根据 55cm、60cm 株行距进行配置，按照 45000 株 / 公顷控制栽植密度，开挖 5cm 深种植穴，将种茎顶芽朝上放置于种植穴内，覆盖 2～5cm 细土，充分浇水，确保土壤湿润度。

5. 栽后管理

4～5 月份对黄精进行打顶疏花，保证营养物质向根部输送。并通过人工方式清除地块长草，首次人工除草工作于 4～6 月进行，二次除草在 9～10 月进行，将杂草杂灌全部劈倒，在地上平铺，控制与减少第二年杂草生长量。5～9 月份黄精块茎快速生长阶段，如果遭遇持续性的降雨天气，应充分做好排水工作。在黄精生长过程中合理培土，避免黄精根茎出现倒伏发生折断。

6. 病虫害防治

黄精仿野生林下栽培过程当中，应当将病虫害防治工作充分落到实处。如防治黄精叶斑病，应当将地块病株及时清除，并集中销毁，控制与减少病原；防治蛴螬和地老虎，可运用农药开展防治工作，根据1∶4∶1∶16比例科学配比糖、醋、酒、水制成糖醋液进行诱杀地老虎，诱杀的虫体应当及时清除，每七天对糖醋液进行一次更换。蛴螬防治过程当中，对黄精受害区域进行观察，将虫体挖出杀灭，也可运用白僵菌根据22.5～30千克/公顷和十倍细土均匀搅拌，施于黄精根部，能够有效杀死幼虫。防治鼻涕虫可采用以下方法：①运用强光杀灭法：鼻涕虫十分怕光怕热，可将鼻滴虫隐藏区域利用塑料薄膜进行覆盖，迫使鼻涕虫爬出，在强光照射下，将其杀死。②生石灰及草木灰：鼻涕虫沾上草木灰与生石灰之后，便会将体内大量的水分排出，引发脱水而死亡。③生姜、白糖及盐：这些物质都会刺激鼻涕虫的皮肤，当鼻涕虫遭遇这些物质之后，便会将体内的大量水分排出，进而脱水而死亡。

7. 采收

秋季实施采挖工作，当地上部分未脱落时，首选粗壮茎秆进行采挖，将地上茎秆全部割除，运用锄头将块茎挖出，去除泥土，保护好块茎，以免影响黄精的品级，结合种植地实际长势情况，当达到1/3一级块茎时，根据50%～70%进行初值数量采挖，如果存在大量的三级块茎，可根据30%～50%进行出质量采挖，并进行一年留养之后，再次实施采挖工作，能够大幅增加种植收益。采挖黄精过程当中，可以把大块茎当中剥下的幼龄部分或小块茎均匀地进行重新栽植，保证林分有着更加稳定的密度。

（三）安化多花黄精种植技术

1. 种植条件

（1）产地选择海拔100～800m（200～500m最佳）集中连片的阔叶林、针叶林或针阔混交林，宜选杉木林。竹林、板栗林、松树林等不适宜，果树林不提倡套种。林地透光率以55%～70%为宜。

（2）土壤疏松肥沃、排水性良好、土层深度 50cm 以上、腐质层 10cm 以上、pH 值 5.5 ～ 7.0 的沙壤土。

（3）水源选择周围 1000m 以上无污染源，水源充足，排灌方便，水质符合 GB5084 标准。

（4）前茬作物近 5 年无百合、玉竹、贝母等同科植物种植史，也无重楼、辣椒等病虫害严重植物种植史。

2. 种苗选择

（1）种源选择安化本地多花黄精品种。

（2）种苗规格选择健壮、根系发达、无病虫害、新鲜的 3 节以上多花黄精茎块或茎块直径 1.5cm 以上的种子实生苗。种茎种苗应有来源证明资料。

（3）用种量每亩种茎种植用种量为 350 ～ 500 斤；种苗种植为 4000 ～ 5000 株。

3. 种植

（1）整地做畦翻土 30cm 以上，根据地势做畦；畦宽 90 ～ 120cm，排水沟深 40cm 以上、宽 30cm 以上，每 10 畦留 70cm 作业道。

（2）基肥结合整地做畦，施有机肥、农家肥或混合肥做基肥，每亩用量 1500 ～ 2000 斤，不得施用各类化学肥料。

（3）种茎种苗处理种苗打尖，每株留叶 3 ～ 4 片。种茎在栽植前，用多菌灵等杀菌剂稀释液浸种 20 ～ 30 分钟后捞出阴干水分。分块或有外皮损伤的种茎在浸种后在伤口处蘸草木灰后阴干，分块时不建议用金属工具。

（4）种植时期每年 2 ～ 4 月、9 ～ 12 月间播种，选择气温 10 ～ 26℃ 时栽植最佳。

（5）种植密度行距 25 ～ 30cm，株距 20 ～ 25cm。

（6）种植方法按行距开沟，按株距摆放种茎，种茎斜放，芽头朝上，盖土 3 ～ 5cm 压实。

4. 田间管理

（1）覆盖黄精茎块种植完后 30 天内覆盖杉树枝叶或其他杂草，盖草厚度 5 ～ 8cm。

（2）中耕除草作业道和排水沟可使用机械除草，畦上人工拔草或锄扶，宜浅锄，每年 2 次（3 ～ 4 月、9 ～ 10 月），不得使用除草剂除草。

（3）追肥 3 ～ 5 月施叶面肥（按说明书喷洒）。11 月底左右施越冬肥，每亩施腐熟的农家肥 750 ～ 1000kg 和饼肥 50kg。

（4）病虫害防治根据实际情况防治，不得使用高毒和禁用农药。

5. 采收

种植 3 ～ 5 年，经采样检测成分含量符合《中国药典》（2020 年版）要求后可进行采收，采收时间 9 ～ 11 月。

6. 档案管理

种植记录从整地、施肥、除草、病虫害防治到采收实行全程记录，包括时间、施工人员、肥料名称和数量、病虫害防治药物名称和数量、除草方式等。

五、湖南省黄精产业发展现状

湖南是中药大省，2020 年湖南中药材种植面积达 450 万亩，省级中药材种植基地示范县 20 个，全省中药材种植企业（合作社）数量达 2900 个，现有从事中药材种植的农户超 50 万人，是全国中药现代化科技产业基地建设省份之一。2021 年 12 月 31 日，国家中医药管理局等五部委发文批复同意湖南、上海、浙江、江西、山东、广东、四川建设国家中医药综合改革示范区。布局国家中医药综合改革示范区，是我国打造中医药发展高地、形成推动中医药高质量发展区域增长极的重要举措。成功获批国家中医药综合改革示范区建设，是湖南实施中医药强省战略的里程碑式事件，是近年来湖南加快推进中医药高质量发展的一个标志性成果。

湖南地处云贵高原向江南丘陵和南岭山脉向江汉平原过渡的地带，遍布山地丘陵，属亚热带季风气候，四季分明、气候湿润，年均气温 16 ～ 19℃，雨水丰沛，年均降水量 1200 ～ 1700mm，植被繁茂，非常适宜中药材的种植和生长，优良的自然条件造就了丰富的湖南省黄精资源。据相关文献报道和全国第四次全国中药资源普查发现，境内分布的黄精资源有多花黄精、滇黄精、湖北黄精、轮叶黄精、二苞黄精、长梗黄精、互卷黄精、距药黄精、卷叶黄精、垂叶黄精等。其中，多花黄精分布最广，蕴藏量大，品质上乘，是我国多花黄精主要产区之一，湖南栽培品种以多花黄精为主，亦有少量湖北黄精、长梗黄精和滇黄精。梁忠厚等学者对湖南黄精资源、产业的开发价值、现状与前景、存在的问题与对策等方面进行详细的阐述，学术水较平较高，具有参考价值。

1. 产业现状

湖南黄精的栽培品种主要有多花黄精、鸡头黄精、四叶黄精、姜形黄精等。黄精种苗繁育有种子繁殖和种茎繁殖两种方式。种子繁殖年限较长，2～3年可移栽，种茎繁殖系数较低，易携带病害，黄精种苗繁育是制约黄精产业发展的主要因素之一。

湖南现有中药材示范县16个，种植面积达300000hm²，根据怀化、益阳、永州、郴州、娄底、衡阳、株洲、岳阳等地调研情况，结合相关县（市）统计上报数据，截至目前，湖南省黄精种植面积达4667hm²，其中新晃、新化、安化等中药材种植基地示范县将黄精作为主要发展品种，桂阳、平江、株洲、溆浦等地也在积极推广黄精种植。

怀化作为我国"江南药材之乡"，森林覆盖率高达68%以上，环境优美，空气清新，水体明净，出产的中药材含量丰富，品质上乘，其中又以黄精为代表（彩插图9-4、彩插图9-5）。新晃是"湘黄精"的核心产区之一。新晃地处云贵高原余脉武陵山脉过渡地带，海拔大多在500～1200m，林地面积158.49万亩，占总面积的84.22%，森林覆盖率69.83%，气候常年温暖湿润、严寒期短、无霜期较长，雨水充沛。好山好水，蕴藏好药材。正因这种地理地形、生态植被、土壤条件和气候特点，为新晃黄精生长提供了得天独厚的最佳理想环境。清代《晃州厅志》就记载有100多种中草药，其"药之属"中就列举了14种主要中药材，黄精被列为第一位。新晃黄精仿野生种植，生态绿色，药性好，多糖含量高，而且口感香甜，作为日常滋补食材也是极佳。

目前，新晃区划 10 万亩野生黄精保育区作为采种基地，黄精种植面积达 4 万余亩，年加工黄精鲜货 3 万吨、黄精干货 6000 吨，年交易量占全国六分之一，形成全国区域性黄精产业园和黄精交易中心。2022 年 8 月 20 日，在第三届国家食药同源产业科技创新联盟会议上，新晃被授予"黄精之乡"称号。新晃县委县政府非常重视黄精产业，推动黄精产业与文旅业结合，举办新晃黄精文化旅游节（彩插图 9-6）等丰富多彩的活动以推动产业链发展。新晃正在着力建设中国黄精产地初加工第一交易集散市场和一流种苗培育基地。2021 年《湖南省"十四五"农业农村现代化规划》将新晃县列入中药材特色产业优势县，新晃黄精产地初加工交易集散市场建设已列入《怀化市中医药健康产业发展规划（2020—2030）》，以城东物流园为中心的中药材交易集散地已初步形成，2021 年新晃县黄精鲜货年交易量已突破 1 万吨，产值逾 3 亿元。

湖南新化是中药材传统种植大县，也是湖南中药材种植基地。2018 年 9 月，"新化黄精"荣获中国地理标志证明商标，12 月获得了首届金芒果地理标志产品国际博览会十大品鉴地标之一的称誉。2019 年 5 月，新化被国家林学会认定为"中国黄精之乡"。2019 年新化种植黄精 1333hm^2，从事黄精种植专业合作社及加工企业达 80 家、从业人员达 2 万人，总产值达 4.5 亿元，是湖南最大的黄精种植基地之一。

湖南安化生态秀美，物产丰富，生产中药材，文化底蕴深厚，同时也是红色革命老区。以其优势的地理环境，扎实的种植基础，2020 年 4 月 30 日，"安化黄精"获国家农产品地理标志登记证书。6 月 28 日，"安化黄精"获国家地理标志证明商标注册证。7 月 26 日，安化荣获"中国多花黄精之乡"称号。截至 2022 年底，安化有黄精生产企业（合作社）320 家，较大规模种植基地 130 家，加工企业 28 家（其中 SC 证企业 14 家），黄精种植面积 8.2 万亩，年产黄精 1.1 万吨，综合产值 8.5 亿元，已成为全国多花黄精种植面积最大的县之一。

"安化黄精"获国家农产品地理标志登记、注册国家地理标志证明商标，是全省首个"双地标"品牌。企业已具备一定加工能力与规模，加工的产品有黄精口服液、黄精颗粒、黄精茯苓颗粒、黄精饮片、九制黄精、黄精糯米酒、黄精保健酒、黄精面条、黄精茶、黄精花茶、黄精糕、黄精片、黄精饮料、黄精穇子饼干、即食黄精、黄精胶原蛋白肽、黄精米稀、黄精丸、黄精果、黄精足浴粉、黄精艾条等一系列产品。2022年6月27日，在安化举办了2022年第四届"湖南黄精"高峰论坛暨"安化黄精"推介会（彩插图9-7）。2023年8月12日，"安化黄精"位列"2022中国地理标志农产品（中药材）品牌声誉前100位"的第23位（黄精行业全国仅2家入围）。

南岳衡山自古便是高品质黄精盛产地，据记载有2000年以上的历史，当地一直有采集野生黄精食用和入药的传统。南岳旧志记载："岳产黄精，品之佳者，服之可以延年。"可见南岳自然环境优越，所产黄精品质上乘。同时南岳黄精又被称为"南山寿草"。历史上南岳黄精与儒释道等本土文化联系密切，可谓历史悠久，底蕴深厚。寿岳乡以黄精为原材料，开发了寿岳黄精、寿岳寿酒、寿岳寿面、寿岳寿饼等产品。在2022年湖南文化旅游产业博览会上，用黄精酿造的"寿岳寿酒"荣获"2022湖南文化旅游商品大赛"铜奖。

2. 产业前景

社会效益显著。充分利用林下土地资源和林荫空间，在林下开展高效种植黄精，使林地的长期、中期、短期效益有机结合，能极大地增加林地附加值，有利于解决生态林的生态效益与经济效益矛盾，促进林农增加收入、保护林木资源、推进林业产业发展，发展"黄精产业"，带动了湖南中医药产业的发展，帮助山区农民奔小康致富，社会效益显著.

经济价值较高。随着黄精饲料添加剂、化妆品、营养保健、老年疾病预防、园林景观植物等方面开发，黄精的市场需求量急剧增加，价格仍有升值空间。

3. 存在的问题

种苗繁育问题突出。长期的无性繁殖及种源的自繁、自留，导致了黄

仙人余粮黄精

精种苗混杂，优良品种退化；采用有性繁殖，使植株抗逆性差，病毒化严重，种质退化，从而导致黄精产量减产。药材质量的不稳定性，严重影响了黄精临床应用的有效性和安全性。采用种子繁殖，种子发芽率极低，且第1年出苗后，要经历两个冬季休眠，才能长出第1片真叶，存在生长周期长，从播种到采收，需要5～6年；同时种子繁殖程序繁琐，成苗率低、稳定性差等问题，严重阻碍黄精的可持续利用。安化黄精人工栽培历史悠久，但是可供移栽繁殖的野生黄精资源处于枯竭阶段。其次部分农民种植方式也存在问题，导致种子的质量参差不齐。目前，安化黄精的扩栽仍然以野生移栽繁殖为主。繁殖方式主要是根茎块繁殖，少数种子繁殖还未实现，缺少优良种苗的来源。导致野生资源蕴藏量急剧下降主要原因：一是环境生长周期长，资源利用是一次性采挖，采后恢复十分困难；二是人们保健意识提高，保健消费需求与人工种植种苗（目前以根茎繁殖为主）用量的增加导致过度采挖；三是一个鲜为人知的重要原因，近年来大量生态林的建设，导致野生黄精因林地郁闭度过大难以生存。

高效栽培技术规范化程度不高。黄精的高产、高效、优质栽培技术研究较少，因产业起步晚，且药农普遍认为容易种植，田间管理粗放，严重影响黄精药材的产量和品质。近年来，虽有相关单位开展了规范化种植技术的研究，但宣传普及不够，且黄精种植地区相对偏远，药农接受新方法、新思维的意识低，造成目前黄精高效栽培规范化程度不高。而且，优良品种的选育研究非常少。

规模化程度不高。湖南黄精种植龙头企业约10余家，大部分为散户，缺乏龙头企业示范、带动作用，不能够有效组织和引导种植户集约化生产，也没有功能强大的支撑平台。湖南大部分地区种植为多花黄精，种植技术较成熟，但推广新品种如湖北黄精、滇黄精尚在试验阶段。

新产品研发不足。研究开发技术平台不完善，创新能力较弱，产品研发不足，附加值不高。目前，虽已有部分产品，但仍然较粗糙，科技含量不高，没有形成知名产品。以黄精茶为例，随着我国养生市场逐渐发展，我国黄精茶行业也得到空前的发展，经过的初加工后的黄精茶的利润虽然大幅提升，但是要想立足市场，还需在品牌、包装、宣传等方面下功夫。然而市场现有售卖的黄精茶包装缺乏新意、营销缺乏策略。通常采用传统的袋装与盒装，缺乏有文化特征的设计包装。黄精种植户对黄精茶制作工艺的了解甚少，小作坊制出的黄精茶，多糖含量低、浸出率低、氨基酸总量低。

产业化水平低。黄精炮制加工大多沿用传统的作坊式生产，加工炮制工艺不规范，工艺技术落后，技术控制参数不明确，黄精药材质量难以保证。湖南主要以原料或初加工产品出售，产品开发还处于初级阶段，产品存在"短、小、乱"的现象。

针对以上问题，应借助湖南"国家中医药综合改革示范区"的优势，大力发展湖南中医药产业，加大政策扶持力度，加强种质资源保护与利用，应用高效栽培技术，繁育优质种苗，建立标准示范基地并示范与推广高效栽培技术，开发较强具有产品力的新产品，加强品牌宣传推广，实施湖南省黄精品牌战略。

仙人余粮
黄精

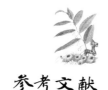

参考文献

[1]王晓慧，赵祺，姜程曦.九华黄精药材道地性研究[J].园艺与种苗，2019，39（4）：19-23.

[2]李亚霖，周芳，曾婷，等.药用黄精化学成分与活性研究进展[J].中医药导报，2019，25（5）：86-89.

[3]高韵，司雨柔，王元媛，等.不同产地、不同种属黄精的红外光谱鉴别研究[J].化学试剂，2020，42（03）：275-279.

[4]姜程曦，洪涛，熊伟.黄精产业发展存在的问题及对策研究[J].中草药，2015，46（08）：1247-1250.

[5]陈晔，孙晓生.黄精的药理研究进展[J].中药新药与临床药理，2010，21（03）：328-330.

[6]王俊杰，刘思妤，李洁，等.黄精茶提取物对2型糖尿病肾病大鼠的保护作用[J].中南药学，2017，15（08）：1061-1064.

[7]任洪民，邓亚羚，张金莲，等.药用黄精炮制的历史沿革、化学成分及药理作用研究进展[J].中国中药杂志，2020，45（17）：4163-4182.

[8]陈辉，冯珊珊，孙彦君，等.3种药用黄精的化学成分及药理活性研究进展[J].中草药，2015，46（15）：2329-2338.

[9]苑璐，薛洁，周三，等.崂山产黄精总皂苷提取工艺的响应面优化[J].食品与药品，2015，17（01）：9-13.

[10]杨圣贤，杨正明，陈奕军，等.黄精"九蒸九制"炮制过程中多糖及皂苷的含量变化[J].湖南省师范大学学报（医学版），2015，12（5）：

141-144.

[11]付莉慧.滇黄精粗多糖含片制备工艺及其抗疲劳作用的初步研究[D].云南中医药大学,2019.

[12]郭焕杰.玉竹甾体皂苷成分及其活性研究[D].济南大学,2013.

[13]崔婧,范桂强,庞红霞,等.正交法优化闪式提取黄精皂苷工艺研究[J].中国药师,2017,20(1):53-55.

[14]刘绍欢,洪迪清,王世清.黔产栽培黄精的薯蓣皂苷元含量测定[J].中国民族民间医药,2010,19(5):44-45.

[15]徐维平,祝凌丽,魏伟,等.黄精总皂苷对慢性应激抑郁模型大鼠免疫功能的影响[J].中国临床保健杂志,2011,14(01):59-61.

[16]马健锦.长梗黄精总黄酮提取、分离纯化及其抗氧化活性的研究[D].福建农林大学,2012.

[17]张传海,林志銮,李宝银,等.闽北林下种植多花黄精的总黄酮含量分析及其生物活性评价[J].天然产物研究与开发,2018,30(02):225-231.

[18]滕树锐,廖璐婧,武芸,等.黄精多糖与黄酮综合提取工艺优化及硒肥对其含量的影响[J].湖北农业科学,2017,56(23):4572-4576.

[19]张静,张艳贞,陈文,等.四产地黄精中多糖含量及抗氧化活性比较[J].食品工业科技,2013,34(02):147-148+152.

[20]蒋晟昱,陈刚.复方降糖颗粒提取工艺研究[J].山西中医,2014,30(09):50-52.

[21]张庭廷,胡威,汪好芬,等.九华山黄精多糖的分离纯化及化学表征[J].食品科学,2011,32(10):48-51.

[22]杨明河,于德泉.黄精多糖和低聚糖的研究[J].中国药学杂志,1980(07):44.

[23]方园,王彩霞,徐德平.黄精多糖的分离及结构鉴定[J].食品与发酵工业,2010,36(08):79-82.

[24]李舒婕,林海桢,施胜英,等.黄精多糖PSP-1-A的分离纯化及

仙人余粮
黄精

结构解析 [J]. 河南中医，2015，35（06）：1441-1445.

[25]刘晓谦，易红，姚丽，等.黄精属植物的研究进展及其开发前景[J]. 中国药学杂志，2017，52（07）：530-534.

[26]王艳，董鹏，金晨钟，等.黄精多糖组成及其抗氧化活性分析 [J]. 基因组学与应用生物学，2019，38（5）：2191-2199.

[27]王坤，岳永德，汤锋，等.多花黄精多糖的分级提取及结构初步分析 [J]. 天然产物研究与开发，2014，26（3）：364-369.

[28]瞿昊宇，冯楚雄，谢梦洲等.不同炮制方法对黄精多糖含量的影响 [J]. 湖南中医药大学学报，2015，35（12）：53-55.

[29]孙婷婷，张红，刘建峰，等.陕西产黄精不同炮制品中多糖含量分析 [J]. 中国药师，2016，19（02）：232-234.

[30]张婕，金传山，吴德玲，等.正交试验法优选黄精加压酒蒸工艺研究 [J]. 安徽中医药大学学报，2014，33（01）：72-74.

[31]李莺，齐建红.不同黄精材料中多糖含量的比较 [J]. 安徽农业科学，2011，39（04）：2082+2084.

[32]曾林燕，魏征，曹玉娜，等.3 个品种黄精炮制前后小分子糖含量变化 [J]. 中国实验方剂学杂志，2012，18（11）：69-72.

[33]陈辉，顾念念，郝志友，等.黄精乙酸乙酯部位的化学成分研究 [J]. 中药材，2017，40（06）：1345-1347.

[34]夏绪红，陈历刚，陶小庆.黄精矿物质元素含量分析研究 [J]. 现代农业科技，2016（05）：97.

[35]吴毅，姜军华，许妍，等.黄精炮制前后氨基酸含量的柱前衍生化高效液相色谱法测定 [J]. 时珍国医国药，2015，26（04）：884-886.

[36]王进，岳永德，汤锋，等.气质联用法对黄精炮制前后挥发性成分的分析 [J]. 中国中药杂志，2011，36（16）：2187-2191.

[37]竺平晖，陈爱萍.GC-MS 法对湖南产玉竹挥发油成分的分析研究 [J]. 中草药，2010，41（08）：1264-1265.

[38]吴丽群，林菁，张增弟.不同产地黄精中挥发性成分分析与比较

[J].药学研究，2016，35（12）：693-696+711.

[39]陈龙胜，杜李继，陈世金，等.GC-MS对不同产地多花黄精生药材挥发性物质差异性研究[J].中药材，2018，41（04）：894-897.

[40]吴毅，王栋，郭磊，等.三种黄精炮制前后呋喃类化学成分的变化[J].中药材，2015，38（06）：1172-1176.

[41]徐宇琳，王元忠，杨美权，等.黄精的本草考证及民族用法[J].中国实验方剂学杂志，2021，27（17）：237-250.

[42]徐景萱，刘力，杨胜祥，等.多花黄精地上部分化学成分的研究[J].中草药，2016，47（20）：3569-3572.

[43]宁火华，袁铭铭，邹秋萍，等.多花黄精化学成分分离鉴定[J].中国实验方剂学杂志，2018，24（22）：77-82.

[44]高颖，戚楚露，张磊，等.黄精新鲜药材的化学成分[J].药学与临床研究，2015，23（04）：365-367.

[45]郑荣寿，孙可欣，张思维，曾红梅，邹小农，陈茹，顾秀瑛，魏文强，赫捷.2015年中国恶性肿瘤流行情况分析[J].中华肿瘤杂志，2019（01）：19-28.

[46]彭清，孙柳，苗雪圆，张庆怀，张春泽.天然产物化合物作为肿瘤免疫调节剂的研究进展[J].中国中西医结合外科杂志，2021，27（01）：136-140.

[47]赵文莉，赵晔，Yiider Tseng.黄精药理作用研究进展[J].中草药，2018，49（18）：4439-4445.

[48]李超彦，周媛媛，王福青.黄精多糖联合低剂量顺铂对小鼠H22肝癌移植瘤生长的抑制及其抗氧化损伤作用[J].中国老年学杂志，2016，36（05）：1038-1040.

[49]吕品田，段昕波.黄精多糖对MFC胃癌荷瘤小鼠抑瘤及免疫调节作用[J].中成药，2020，42（08）：2169-2172.

[50]刘爽，胡舒婷，贾巧君，梁宗锁.黄精的化学组成及药理作用的研究进展[J].天然产物研究与开发，2021，33（10）：1783-1796.

仙人余粮
黄精

[51]王其琼，吕俊玲，胡咏川，刘蕾．阿尔茨海默病致病机制及治疗药物研究新进展 [J]. 中国药学杂志，2020，55（23）：1939–1947.

[52]张忠英，王国贤，陈婷婷，付婷婷．黄精多糖对糖尿病大鼠心肌纤维化影响 [J]. 中国公共卫生，2016，32（06）：807–810.

[53]华岩．黄精多糖对大强度运动大鼠肾脏损伤的调理作用 [J]. 扬州大学学报（农业与生命科学版），2020，41（01）：50–54.

[54]何基琛，宗少晖，曾高峰，杜力，彭小明，施雄智，吴云乐．黄精多糖对 RANKL 诱导骨髓巨噬细胞向破骨细胞分化及体内骨吸收功能的影响 [J]. 中国组织工程研究，2017，21（20）：3117–3122.

[55]彭小明，宗少晖，曾高峰，等．黄精多糖不依赖于 LRP5 激活信号通路调控成骨细胞分化 [J]. 中国组织工程研究，2017，21（4）：493–498.

[56]曾高峰，张志勇，鲁力，等．黄精多糖干预骨质疏松性骨折大鼠白细胞介素 1 和白细胞介素 6 的表达 [J]. 中国组织工程研究，2012，16（2）：220–222.

[57]严芳娜，曾高峰，宗少晖，等．黄精多糖对去卵巢大鼠骨质疏松模型中 OPG 和 RANKL 蛋白表达的影响 [J]. 实用医学杂志，2017，33（08）：1243–1246.

[58]张磊，曾高峰，宗少晖，等．黄精多糖防治绝经后骨质疏松症的分子机制 [J]. 中国组织工程研究，2018，22（04）：493–498.

[59]祝俊山，冯秀珍，王金杰，等．黄精制剂对膝骨性关节炎患者血清中 IL–1、MMP–13 的影响 [J]. 中国中西医结合外科杂志，2018，24（05）：568–572.

[60]陈辉，冯珊珊，孙彦君，等．3 种药用黄精的化学成分及药理活性研究进展 [J]. 中草药，2015，46（15）：2329–2338.

[61]闫鸿丽，陆建美，王艳芳，等．黄精调节糖代谢的活性及作用机理研究进展 [J]. 中国现代中药，2015，17（01）：82–85.

[62]王敏，赵重博，王晶．不同提取方法对陕产黄精多糖及其抗氧化

活性的影响 [J]. 中医药导报，2021，27（10）：60-63.

[63]齐冰，丁涛，常正尧，等.泰山黄精对 D- 半乳糖所致衰老小鼠的抗衰老作用研究 [J]. 时珍国医国药，2010，21（07）：1811-1812.

[64]石娟，赵煜，雷杨，等.黄精粗多糖抗疲劳抗氧化作用的研究 [J]. 时珍国医国药，2011，22（06）：1409-1410.

[65]宰青青，秦臻，叶兰.黄精对自然衰老大鼠内皮祖细胞功能及端粒酶活性的影响 [J]. 中国中西医结合杂志，2016，36（12）：1480-1485.

[66]邵湘宁，张水寒.湖湘大宗道地药材栽培技术.[M]. 北京：人民卫生出版社，2018.

[67]梁忠厚，李有清，邹青，等.湖南省黄精产业发展现状与对策 [J]. 湖南生态科学学报，2020，7（03）：35-42.

[68]江幼李，宋天彬.道家文化与中医学 [M]. 中国中医药出版社，2017.

[69]王燕平.道家思想对中医养生的影响探析 [J]. 中国中医基础医学杂志.2011，17（08）.920.

[70]林文钦，许利彰，道家养生思想析论 [J]. 湖南大学学报（社会科学版），2019，33（05）：21-33.

[71]苏志远，罗小莲，郝熙，等.道家理念与中医养生 [J]. 黑龙江科学，2020.11（22）.29-31.

[72]徐宇琳，王元忠，杨美权，等.黄精的草本考证及民族用法 [J]. 中国实验方剂学杂志，2021，27（17）：237-250.

[73]王维恒.妙用黄精治百病 [M]. 北京：中国科学技术出版社，2019.

[74]刘跃钧，叶玉珠，蒋燕锋，等.多花黄精炮制方法考证与研究进展 [J]. 世界中医药，2021，16（3）：516-521.

[75]李良松，任再荣.太阳草传奇 [M]. 北京：北京学苑出版社，2020，5.

[76]梁壮，李良松."黄菁"为黄精别名考 [J]. 长春中医药大学学报，2021，37（06）：1195-1198.

[77]丁春，罗京，舒宏，等．圣济二精方药膳的养生功效综述及产业化方向分析 [J].湖北中医杂志，2012（04）：75-76.

[78]彭伟，黄建强．枸杞丸加味对阿尔茨海默病患者认知功能的影响 [J].中国中医药现代远程教育，2013，11（20）：20-21.

[79]李九平，李敏，文雯，等．乌须固本丸乌须发的中西医机理探析 [J].甘肃科技，2020，36（07）：119-121.

[80]金道山，梅世昌，江朝光，等．保元丹对常见老年病的临床作用观察 [J].中华保健医学杂志，2009，11（02）：108-110.

[81]张楠，张金玺，张六通，等．基于"气分为三"广义脏气分类方法的脾阴虚证探讨 [J].中华中医药杂志，2021，36（07）：3877-3879.

[82]程喜乐，曲寿河，纪宏媛，等．黄精性味归经及功效应用的古今演变 [J].中华中医药杂志，2021，36（5）：2704-2708.

[83]高泽正，杨映映，顾成娟，等．仝小林运用黄芪、熟地黄、黄精气血精阴并补经验 [J].吉林中医药，2021，41（02）：164-166.

[84]张伟娜，李金生，陈井太，等．黄精功效与炮制的古代文献分析 [J].中医药信息，2019，36（04）：45-48.

[85]涂明锋，叶文峰．黄精的药理作用及临床应用研究进展 [J].宜春学院学报，2018，40（09）：27-31.

[86]寸鹏飞，张尹．黄精在皮肤病中的应用举隅 [J].亚太传统医药，2017，13（22）：85-86.

[87]赵红艳，杨光秀．人工周期联合补肾填精法治疗卵巢功能低下不孕的临床研究 [J].中医临床研究，2018，10（04）：47-49.

[88]董东梅，常诚．健忘中医论治探讨 [J].辽宁中医杂志，2017，44（05）：945-946.

[89]柏帆，唐露霖，尚文斌．高脂血症的中医分类治疗探讨 [J].中医药学报，2022，50（02）：10-13.

[90]任蓁，刘思莹，穆琢莹，等．具有降脂作用的药食同源物质中补阴药的研究进展 [J].中医药学报，2021，49（4）：88-92.

[91]杨丽萍.新晃黄精林下仿野生栽培[J].农业开发与装备，2021（11）：209-210.

[92]孙伟，胥雯.新晃黄精地膜覆盖高产密植栽培技术[J].林业与生态，2020（08）：43.

彩插图

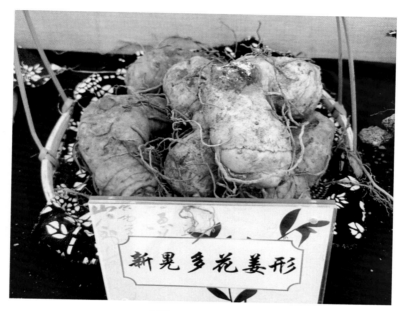

彩图 1–1　新晃黄精

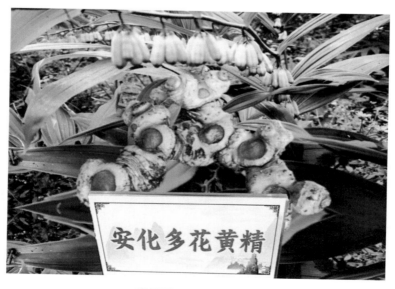

彩插图 1–2　安化黄精

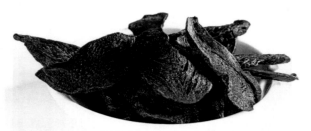

彩插图 1-3　即食黄精

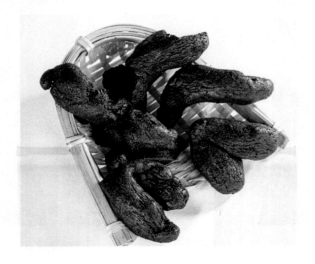

彩插图 1-4　即食黄精

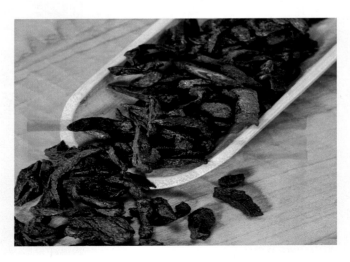

彩插图 1-5　黄精茶

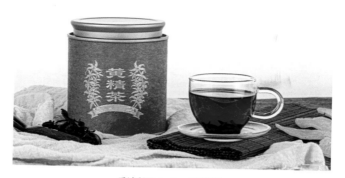

彩插图 1-6　黄精茶

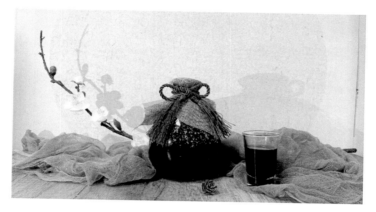

彩插图 1-7　黄精酒

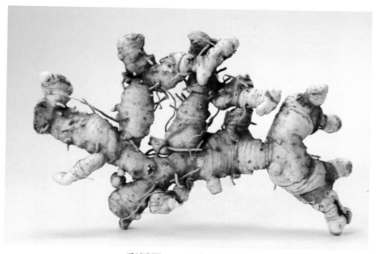

彩插图 2-1　多花黄精

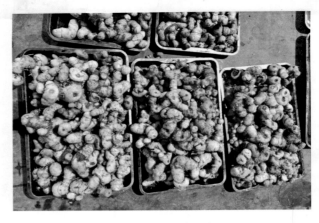

彩插图 2-2　黄精采收后

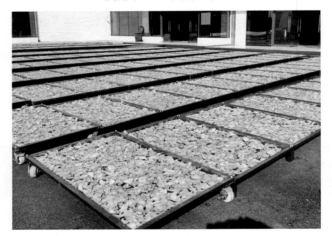

彩插图 2-3　黄精晾晒

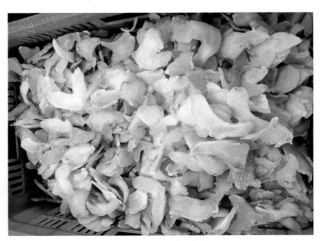

彩插图 2-4　黄精饮片加工

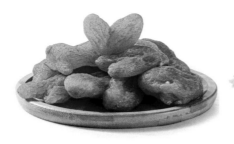

彩插图 2-5　干黄精

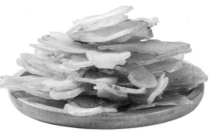

彩插图 2-6　干黄精片

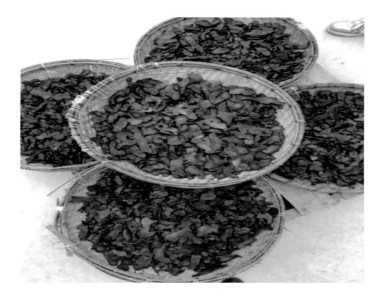

彩插图 2-7　酒黄精加工

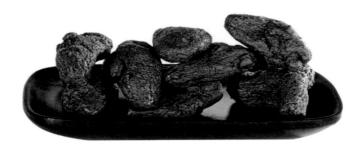

彩插图 2-8　酒黄精

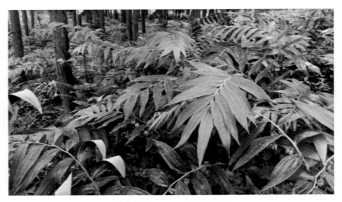

彩插图 9-1　黄精植株

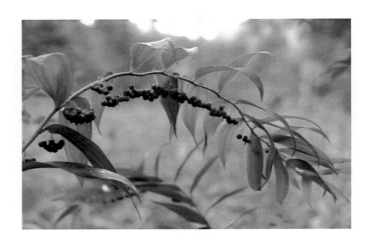

彩插图 9-2　黄精叶子和果实

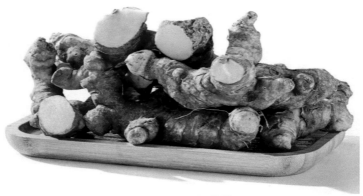

彩插图 9-3　鲜黄精

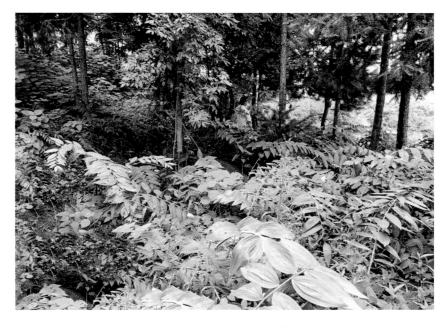

彩插图 9-4　黄精种植基地

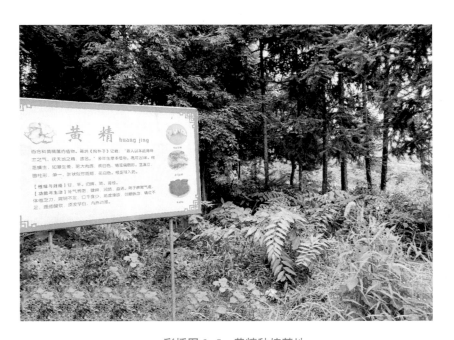

彩插图 9-5　黄精种植基地

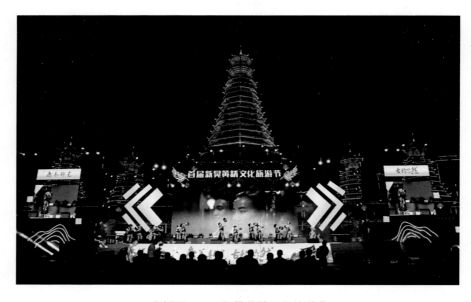

彩插图 9-6　新晃黄精文化旅游节

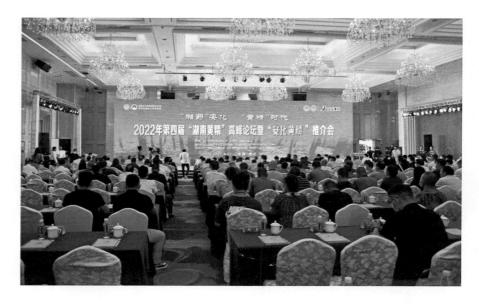

彩插图 9-7　安化黄精高峰论坛